池谷裕二

脳研究者 育つ娘の脳に驚く

扶桑社文庫
0782

はじめに——私流の子育て

結婚して11年が経ち、ようやく子どもを授かりました。以前から幼児と遊ぶことが大好きだった私にとって、待ちに待ったわが子です。それまでにも脳研究者として、赤ちゃんの脳がどう成長していくかを調査した学術論文を多く読んできました。だからこそ余計に、幼い娘をわが家に迎えることのできたその日から、育児が楽しみでなりませんでした。

そんな私が、父親として、そして脳研究者として、育児の奮闘を綴ったものが本書です。4歳になるまで毎月、ちょっとした気づきをまとめてみました。本書は、個人的な育児記録であると同時に、脳の発達を通じて脳の働きについて考えるための解説書でもあります。だから、子育て中の親はもちろん、そうでない人にも広く脳に興味を持ってもらえるように工夫しています。

脳科学の知識と、現実とは、もちろん合致しません。さらに、子どもは個性的です。一人一人が異なります。娘も教科書通りの成長を見せたり、想像とは違った成長を見せたり、毎日が驚きと感動の連続でした。赤ちゃんは生まれた瞬間から猛烈に発育し、一気に世界を駆け出します。すっかり成熟して時間の遅さに慣れきった大人の鈍脳は、まずもってその事実に面食らいます。

そして、ときに不安になります。この子にどう接するのが一番だろうか――。そう悩んでいる間にも子どもはどんどん成長します。手遅れにならないうちに早く手を打ちたい――。

わが子の将来を案じるのは親として当然のことです。だからでしょうか、子どもに対して「こうあってほしい」「あんなふうに育ってほしい」と考えがちです。

しかし、この姿勢は正しいとは限りません。親の理念を子どもに一方的に押しつけているからです。実際、世間で言う「よい子」とは、実のところ「親にとって都合がよい子」、あるいは「大人が扱いやすい子」を指すことが多いようです。そんなふうに育てることは、真の意味で「教育」でしょうか。

子どもは親の願いを叶えるためのパペットではありません。親の自己満足を充《み》たすためのエージェントでもありません。私が考える本来の育児の姿は、「親の希望通りの子に育て上げる」のでなく、むしろ「親なんていなくても立派にやっていける子になる」ように導くことです。親に依存する子でなく、親を不要とする子に育てるのです。

　親はあくまで脇役で、子どものサポート役に徹することが育児の核心――。もちろん、そんな高い理想など、語るだけならば簡単ですが、日々奮闘の育児の中で、信条を貫徹するのは難しいものです。

　娘が3歳の誕生日を迎える直前に、さらに娘を授かりました。1人目を育てるのも初めてならば、2人目を育てるのも初めての経験です。理想と現実の乖離《かいり》は、さらに加速することになります。誰が言ったか、第1子の育児は右往左往しながら試行錯誤し、結局は「失敗作」になる、「第2子こそは」と意気込んだところで、2人分の世話で充分な時間が取れず「手抜き作」になった――。諧謔《かいぎゃく》的なジョークですが[*1]、「正解なき子育て」の難しさを鋭く捉えていることは確かです。

　結局のところ、親は誰もが子育て初心者なのです。子育てはぶっつけ本番。運転免許のように、教習所でたっぷりと練習を積んでから現場に臨むわけにはいきません。

　そして、育児は長丁場です。あれもこれもと欲張ったら息切れします。子どもは親を選ぶことはできないし、親も子どもを選ぶことはできません。しかし、変わることはできます。子どもが成長すれば、その分、親だって育児を通じて同じくらい成長します。

育児とは何でしょうか。脳にとって「成長」とは何を意味しているのでしょうか。発達中の脳はどう作動しているのでしょうか。世界観はどう芽生え、どう変化し、どう多様化していくのでしょうか。個性とは何でしょうか。

こうした問いをとことん考えると、私たちの日常に、新しい立脚点が生まれ、世界の見え方が変わります。これこそが、育児と脳科学のコラボレーションの醍醐味《だいごみ》。赤ちゃんの脳の成長を眺めることで、自分の脳の不思議さに気づくのです。ご飯を食べる、トイレに行く、笑顔を作る、会話をする、嫉妬する――。普段、何気なくやっていることが、決して当たり前のことではなく、脳回路がもたらした奇跡なのだ、と――。そんな観点から本書を読んでいただけましたら幸いです。

本書は月刊誌「クーヨン」で毎月綴ってきた娘の成長記「脳研究者パパの悩める子育て」をもとに、単行本「パパは脳研究者」へと大幅に変更したものです。加筆部分が多く、ほぼ原型をとどめていませんが、育児の臨場感はそのまま伝わるように気をつけました。クレヨンハウス編集部の皆さまには、こうした緻密な編集作業を、細やかにサポートしていただきました。この場を借りて感謝いたします。そして、この度、「パパは脳研究者」にさらに筆を加え、文庫本「脳研究者 育つ娘の脳に驚く」として出版される運びとなりました。この加筆作業も、いつものごとく私の細部への強いこだわりのため、扶桑社の山口洋子さんと長谷川克美さんに大変ご苦労をおかけしました。それでも嫌な顔一つせずに対応くださり、こうして出版にこぎつけました。心から感謝申し上げます。

最後に、何より私と一緒に育児を心底楽しんでくれる妻、そして、こんなにもワクワクする体験を提供してくれる2人の娘にも、心からお礼を言いたいです。ありがとう！

池谷裕二

＊1 子は親の「作品」ではありません！ 子育ては「人」対「人」の対等なコミュニケーションです。

~1歳 赤ちゃんの脳はパパよりかしこい!

~2歳 「自分」が生まれて「あなた」がわかる

〜3歳 体で、言葉で、コミュニケーション

〜4歳 独り立ちしてなりたい自分へ

［注］この本は、１人目の娘の成長を通して、私自身が感じたことを書いたものです。子どもの成長は人それぞれです。娘の成長も、平均よりも早い部分もあれば、遅い部分もあります。ひどく凸凹《でこぼこ》です。本書は成長記録という性質上、どうしても早い部分だけに焦点が絞られます（「最近こんなことができるようになった！」などと書くわけですから）。だからでしょう。私が今この文章を読み返すと、２人目の娘の成長は随分《ずいぶん》と遅れているように感じられてしまいます。もちろん、そんなことはありません。人は皆、個性的です。差があって当然です。私はこの文章を、個人の比較を助長するために書いているわけではありません。お子さんの成長について神経質になることなく、おおらかな目で見守る姿勢を大切にしてください。

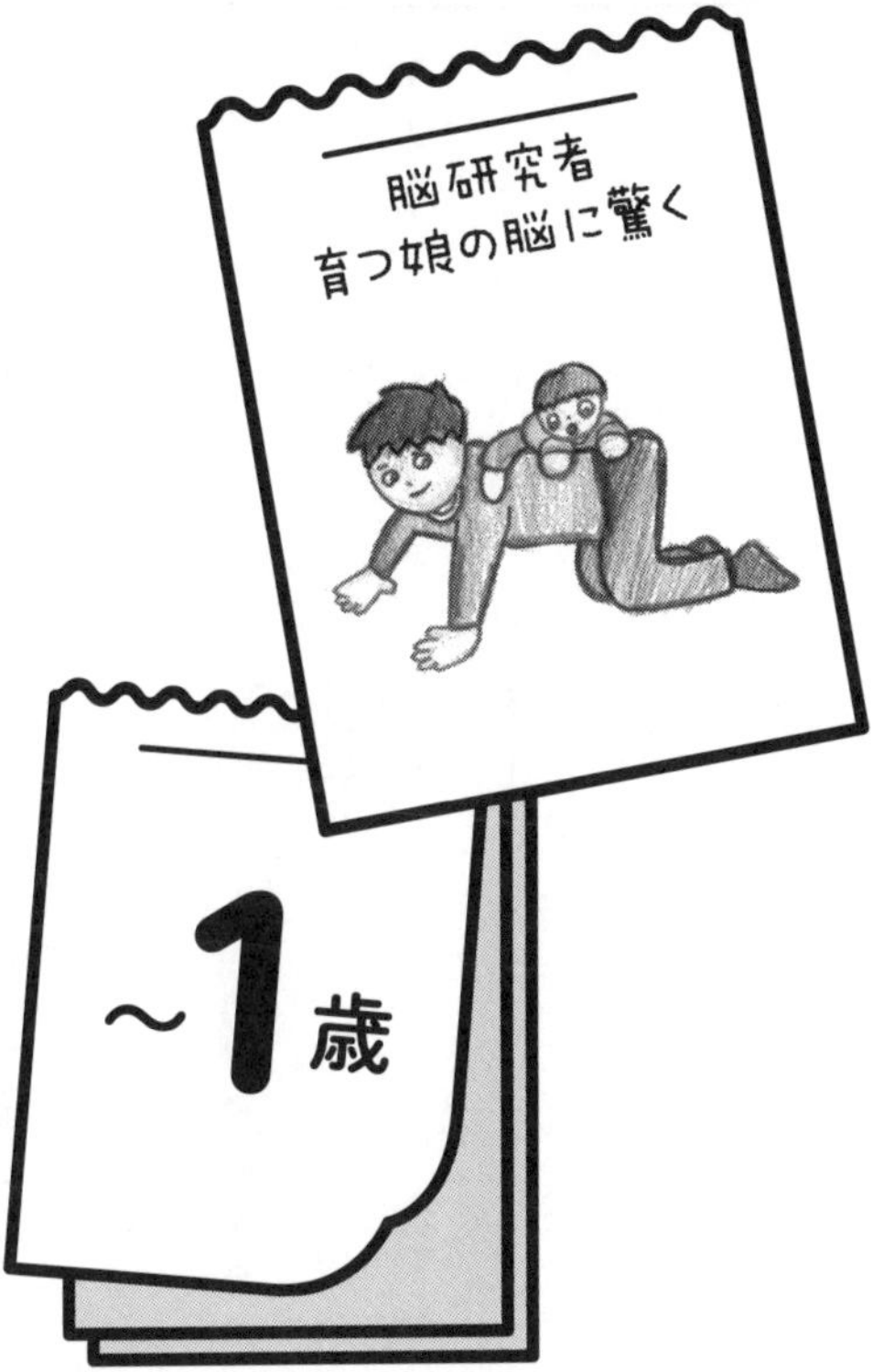

赤ちゃんの脳は
パパよりかしこい！

1歳までの子どもの脳育ちフロー

人間は、育った環境と刺激に応じて、3歳までの間に生まれ持った脳の神経細胞の数を、なんと3割にまで減らします。生まれた瞬間から、この世界でどう生き抜くのかを学び、それに順応しているのです。だからこそ、ほんの数日で脳も体も、目覚ましい成長を遂げます。大人と比べものにはならない速度と複雑さがあります。

わが子の成長

1ヶ月　オキシトシンとおっぱいには負けられない!……P.14

2ヶ月　子どもの成長は違って当然……P.20

3ヶ月　パパの声が1オクターブ高くなる!?……P.25

4ヶ月　何でも口に入れて確かめる……P.31

一般的な発達過程

・首がすわる
・あやすと笑う
・見えない方向から声をかけるとそちらを向く
……など

人は皆、個性的です。差があって当然です。成長の流れを頭に入れつつ、おおらかな目で見守る姿勢を大切にしてください。

5ヶ月
- 寝返りをうつ
- 一人で座る
- おもちゃに手を伸ばしてつかむ
- 家族へ話しかけるような声を出す

6ヶ月
- 音が聞こえるとすぐそちらを向く
- 離乳食が食べられるようになる ……など

7ヶ月

8ヶ月
- ハイハイをする
- つかまり立ちをする

9ヶ月
- 指で小さいものをつまむ
- 一人遊びをする
- ささやき声で呼んでもこちらを向く
- 後追いをする ……など

10ヶ月
- 伝い歩きをする
- バイバイやコンニチハなどの身振りをする

11ヶ月
- 音楽に合わせて体を動かす
- 大人の簡単な呼びかけ（「おいで」など）の意味がわかる
- 指差した方向を見る

1歳
- 一緒に遊ぶと喜ぶ ……など

「一般的な発達過程」は厚生労働省発行「母子健康手帳」を参照

1ヶ月

オキシトシンとおっぱいには負けられない！

「オキシトシン」で愛情が湧く

2013年3月に女の子が生まれました。まず、びっくりしたのが妻の変わりよう。[*2] 私はもともと「子ども好き」でした。妻よりも子ども好きの自信がありました。だから、子育ては私がするものと思っていたくらいです。でも、生まれてすぐ、娘に授乳しながら妻がしきりに「かわいい！」と言うのです。その姿を新鮮に感じるとともに、深く感動しました。と同時に「これは脳にオキシトシンが出ているな」と（笑）。

オキシトシンは出産のときに大量に分泌されます。[*3] 子宮を収縮させるホルモンで、陣痛促進剤としても広く知られています。一方、オキシトシンは子宮だけでなく、脳にも作用します。相手を絶対的に信じ、愛情を注ぐためのホルモンでもあります。

例えば、人工的に鼻にオキシトシンをスプレーされると、目の前の他人を信じてしまい、たとえ不利な契約を要求されても、サインをしてしまうのです。[*4] しかし、効果が切れた瞬間に「何でサインしたのだろう？」と思う。ところが、またスプレーされると、不利な契約書だと頭では認識しつつも、再びサインをしてしまう。相手を信頼しようと思う、あるいは相手に尽くしたくなる、そんなホルモンです。

出産時にオキシトシンのシャワーを浴びた母親は、自分が産んだ赤ちゃんを見て、「どんな犠牲を払ってでもこの子を守ろう」という気持ちに自然となるのでしょう。出産後も、オキシトシンは授乳中によく分泌されます。授乳するたびに、母親はわが子への愛情を強めていくはずです。そうしたことが、誰からも教えられなくても脳にプログラムされていることが、生物学的に見て、すごくおもしろい。今では、私とは比べものにならないくらい、妻は娘をかわいいと思っているよう。オキシトシンのせいで、あっという間に妻に抜かされ、ちょっと悔しいです（笑）。

おっぱいは最初のコミュニケーション

私は娘が生まれる前から子煩悩な父親になると公言していて、仕事も以前より早く切り上げるようにして、私が家にいる間は、オムツ替えは妻にはやらせません。

お風呂に入れるのも、子守唄をうたって寝かしつけるのも私。子育てにいそしみすぎて、妻に、ほかの家事ももっとするように、としかられました……。いきなり自意識の高い、力みすぎた父親だったかもしれません。でも、やっぱり子育ては楽しい。子育てに参加しない男性は損をしていると思うのです。だって、こんなに楽しいのですから。

妻の母乳はよく出て順調です。母乳の出については、悩まれるお母さんも多いかもしれません。ちなみに私自身が乳児のときは、ほぼ人工ミルクで育てられました。一応こうして、ちゃんと育っています。

赤ちゃんはおっぱいを飲みながら、呼吸ができます。これは当たり前のことではありません。ヒトとしては驚異的なことです。なぜなら、大人はコップで牛乳を飲んでいる間は、呼吸ができないからです。ところが、赤ちゃんは鼻で呼吸しながら、口からおっぱいを吸うのです。咽頭《いんとう》が上部にあって、気道と食道がほぼ別々に機能しているからこそです。母乳が食道でなく、気道に入って窒息しないための、重要な防御機構です。

実は赤ちゃんの呼吸器系は、進化の段階で言うとサルと同じです。サルは食事と呼吸を同時に行うことができます。ところがヒトの場合は、生後3～4ヶ月になると、咽頭が下がってきます。声を出すためです。空気の流れを微妙に調整して自在に発声するためには、咽頭を下げる必要があるのです。これがサルとの決定的な差です。新生児は、まだ飲み込むのが下手ですから、母乳を誤嚥《ごえん》するリスクを避けるために、サルのように咽頭を高く保持しています。母乳を吸いながら呼吸している赤ちゃんの姿は、ヒトの長い人生のなかでも、今このときだけに見られる貴重な瞬間。奥深いものがあります。[*5]

妻が娘に授乳する姿を見て、再確認したことがあります。それはコミュニケーションのこと。

せっかくおっぱいを吸いながら呼吸できる能力を手にしているのに、実は、赤ちゃんはずっと吸っているわけではありません。生後1ヶ月くらいは、30秒くらい吸って15秒くらい休むのです。なぜかといえば……吸うのを休むと、お母さんが自然と揺らしてくれるから。母乳でなくても同じです。哺乳瓶のミルクだったら、お母さんが哺乳瓶を動かしてくれます。揺らされるのが何秒か続くと、赤ちゃんはまた吸いはじめます。揺らされないと、吸引の再開が遅くなります。赤ちゃんはしばし止まって、お母さんの反応を待っているのです。試しに、吸っているときにわざと揺らしてみると、吸うのをやめます。これは一種のコミュニケーションです。

大人の会話でも、相手が話しているときには、発話をやめて相手の声を聞かなくてはならないし、こちらが話しているときには、相手が黙って聞いてくれる。授乳も同じです。まだ原始的ですが、大人の会話と同じ原理が通底しています。コミュニケーションの最初の形態は「授乳」なのだと、改めて思いました。[*6]

2ヶ月頃になると15秒くらい吸って7～8秒休む。交互作用のペースが少し速くなります。さらに、お母さんに揺らしてもらえないと、「あー」と声を上げます。「かまって！」と要求するわけです。

こぼれ話

娘のベッドのまわりをぐるりとまわって、娘と視線合わせごっこ。見てもらえると嬉《うれ》しい。[*7] はやくも「親ばか」です。

＊2 妊娠・出産は、女性の脳を含む体を大きく変化させます。詳しくはP36へ。

＊3 参考文献：Gimpl G, Fahrenholz F. The oxytocin receptor system: structure, function, and regulation. Physiol Rev, 81:629-683, 2001.

＊4 参考文献：Kosfeld M, Heinrichs M, Zak PJ, Fischbacher U, Fehr E. Oxytocin increases trust in humans. Nature, 435:673-676, 2005. オキシトシンは、相手の人間を「仲間」と「それ以外」に区別するホルモンです。鼻にスプレーされると、自然な体内分泌とは異なり、オキシトシンが作用する短い時間だけ、見知らぬ相手でも「仲間」に入れてしまいます。

＊5 加えて言えば、唇《くちびる》や顎《あご》などの口の「周辺」で味を感じるのも、この時期ならではの能力です。大人は口腔内の舌で味を感じとりますが、赤ちゃんは（コイやナマズのように）口の外の皮膚でも味を感じることができます。おっぱいを上手に探すためだと考えられています。

＊6 お母さんのコミュニケーションである授乳は、最初から双方向。残念ながらお父さんのコミュニケーションは、視線を合わせたり、おもちゃを鳴らしたり、話しかけたり……と最初は「発信」のみの一方通行です。それでもコミュニケーションの基礎づくりには欠かせない働きかけです。

＊7 赤ちゃん側からも同様です。脳を調べた研究から、生後2～5日の乳児でも視線が合っているかどうかを識別でき、また生後4ヶ月までには親と視線が合うことをはっきりと好むようになるとわかっています。ちなみに妊娠25週（胎動がはじまる頃）の胎児でも顔に似た形状を好むことが知られています。つまり「顔」への嗜好は、生後の視覚体験とは関係なしに、生得的に備わったものなのです（参考文献1：Farroni T, Csibra G, Simion F, Johnson MH. Eye contact detection in humans from birth. Proc Natl Acad Sci U S A, 99:9602-9605, 2002. 参考文献2：Reid VM, Dunn K, Young RJ, Amu J, Donovan T, Reissland, The human fetus preferentially engages with face-like visual stimuli. Curr Biol, in press, 2017.）。

2ヶ月

子どもの成長は違って当然

「クーイング」には100%応える

「あー」や「うー」などの母音の発音ができるようになってきました。これは言葉の発達のはじまりで「クーイング」と言います。赤ちゃんが「あー」とクーイングをしたら、親が同じように「あー」と返してやることは、コミュニケーションや言葉の発達の上で、重要だとされています。[*8] 私も、ほぼ毎回返すようにしています。いえ、そう意識しなくても、自然に返してしまうものですが。

最初のうち、赤ちゃんは「あー」と出している声が、自分のものとは気づいていません。しかし、しだいにそれを認識し、3～4ヶ月頃には親が返す声を聞いて「あ、お母さんは私の声をマネしてくれている」と気づくようになります。すると、親のほうも相互通行のコミュニケーションをしているという実感が一気に湧いてきます。生後3ヶ月を過ぎると、ますます子どもをかわいく感じられるようになるとよく言われるのは、そうした変化もあるのでしょう。

最近「しまった！」と思うことがありました。娘の誕生前後になるべく予定を入れないよう、仕事のスケジュール管理をしていたら、そのしわ寄せが今、訪れています。

長期出張で1週間も会わないと、声も表情も豊かになるし、笑顔の回数も種類も増えるなど、はっきりとした変化が感じられます。目の前にあるものを持とうと手を伸ばしたりなど、できることも違っています。ただ、久しぶりに会えるのを楽しみに家に帰ると、娘が「誰、この人？」という目で見てきて……。ああ、もうちょっと記憶してほしい（涙）。

お父さんになると、心配ごとが増える……

娘は、視野に飛び込む自分の手や周囲の物体も、視覚情報としては脳に届いているけれど、それがまだ「自分の手」や「物体」だとは認識できていません。この時期はまだ、自分の身体運動と五感が、脳の中で一致していないのです。

だから、それを教えようとして「これがあなたの手、見えるでしょ」「こうしてつかむんだよ」と毎日一生懸命やっています。もちろん、それ相応に脳が発達してからでないと、効果はないのですけれど。私は以前より、子どもが幼い頃から、無理に計算や漢字などを教え込んだりしない、と「非教育パパ宣言」をしていましたが、この調子では、どうなることやら……？

ところで、娘は今も少し「モロー反射」[*9]が残っています。これは、脳の回路が成熟する過程で一時的に生じる、一種の反射です。脳のパーツとパーツが互いに繋《つな》がり、その回路が連動するときに、体も勝手に動いてしまうのです。新生児から3ヶ月頃まで見られますが、その後はだんだんなくなって、徐々に細やかな動作ができるようになります。ところが娘は、このモロー反射が少し多いかなと、気にならないわけではありません。

ほかにも、まだまだ気になることがあります。妻はよくママ友に会いに行ったり、地元の公的な子育てサークルにも顔を出したりしていて、ほかの子の成長も見ています。すると、ほかのお母さんたちから「お嬢さんってちょっと色が黒いね」とか「2ヶ月なのに大きいね」などと言われるそうです。

自分に娘ができるまでは、人から「子どもの成長の具合が気になる」と相談されると、「気にしなくていいですよ」と偉そうに答えていました。でも先日、妻から友人の赤ちゃんたちが並んでいる写真を見せてもらうと、確かにうちの子はちょっと大きいなとか、肌の色が黒いんじゃないか、とやっぱり気になります（笑）。特に優秀であってほしいとは思わないのですが、せめて「人並み」であってほしいという願望を、親として抑えることは難しいですね。

子どもの成長には、個人差が1年以上ある場合も珍しくありません。だから1～2ヶ月くらいの違いに気を取られるのは建設的ではありません。頭ではそう思っているのだけど、やっぱり気になる（笑）。あ、こっちの子に比べてやっぱり髪の毛の量が少ない気がする……。

こぼれ話

寝坊助な娘。
今朝、私が出勤するときも、まだ寝ていました。
起きていたら一緒に遊んだのになあ。
あぁ、かまってほしい……。

＊8　赤ちゃんのクーイングを「返信」することが大人の役目。まだしばらくは一方通行ですが、こうした地道な積み重ねが、コミュニケーションと、何より信頼関係の基礎を作るとされています。育児中は、よそ見してスマートフォンの画面を見ている場合ではありません。

＊9　モロー反射（オーストリアのモロー医師が発見）は原始反射の1つ。お風呂に入れるときや、大きな物音がしたときに、赤ちゃんが何かに抱きつくように両腕を広げて上げる様子のこと。大脳皮質の神経細胞が、大規模な同期活動をすることによって生じます。脳回路が未熟で、機能ごとに細分化されていないために、脳全体が一斉反応してしまい、「けいれん」にも似た単純な反射現象が生じるようです（参考文献：Goldstein K, Landis C, Hunt WA, Clarke FM. Moro reflex and startle pattern. Arch Neurol Psychiat 40:322-327, 1938.）。

3ヶ月

パパの声が1オクターブ高くなる⁉

体を使いながら「見える」ようになる

最近娘は、見えるものに自分から手を伸ばすようになりました。脳の発達から見ると、これは「視覚と触覚の情報が統合できるようになったから、その情報に基づいて、脳が身体運動（腕の動き）を指令して、見たものに触れることができる」という説明になります。また、名前を呼んだり音を立てたりすると、こちらに目をやるようにもなりました。この場合は「視覚と聴覚が統合されたから、身体運動（首の動き）を精度よく制御することができるようになった」となります。

このように、それぞれの五感がばらばらに働くのではなく、連動して全体として協調することを、専門用語で「クロスモーダル連合[*10]」と言います。「見たものに触れる」など、一見単純なようですが、異なる感覚器からの情報を連合することは、脳にとっては難しい仕事。[11] 主に前頭葉が担っていると考えられています。[12]「見える」という感覚は、目が見えているだけでは成立しません。目で捉えたものが、自分の体の移動によって変化すること（例えば「近寄るとものが大きく見えて、遠のくと小さく見える」などのように、「見え」が変化すること）を経験して、初めて「見える」ようになるのです。

　娘は、少し前までは動くものを目で追っていましたが、それは反射的に視線が動くだけです。この反射には視覚しか使っていません。しかし今回のように、見えるものに「手を伸ばす」ということは、「見えるものは自分の手で取ることができる可能性がある」と理解できたことを意味しています。もっとストレートに言えば、彼女の中で「この世界は3次元だ」ということに気づきはじめたわけです。この世界の「あり方」がわかってきたと言ってもよいでしょう。

　この変化は私たち大人が安易に想像するよりも、はるかに画期的な「事件」です。なぜなら、目の網膜（光を投影する眼底スクリーン）は2次元だからです。つまり、脳に届く情報は、全て2次元の視覚情報でしかありません。ところが娘は、その情報をそのまま鵜呑《うの》みにしてはいけないことに気づいたということです。実は2次元ではなく、3次元情報が縮約された後の2次元情報だということに気づき、「元の

3次元世界」を2次元情報から読み解き、脳内で復元する作業ができつつあるということです。*13

ところで、「見る能力」を経験から習得していく過程で、視野の中に「基準点(不動点)」となるものがあります。何でしょうか？ それは自分の「鼻」です。首をあちこちに動かしても、鼻先は目の前に必ず見えています。赤ちゃんは自分の鼻を、絶対的な空間座標の原点とし、これを参考にしたときに相対的に動く世界の「見え方」を理解していくと考えられています。

こうした訓練の一環が、手を動かして自分から見える位置に持ってきたり、指を自分の顔に近づけて触ったりすることです。そうして、顔面の皮膚に触覚が発生すると、身体運動や触覚などの様々な感覚が視覚と連動するようになります。赤ちゃんは自分の体を使った経験を通じて、光信号たる「見え」の意味、つまり「世界」の有り様《よう》を、だんだんとつかんでいくのです。

なぜ、赤ちゃんに高い声で話しかけるのか

娘が生まれてから、私が家にいるときは、できるかぎり娘のオムツ替えをして、お風呂にも入れています。娘はこの頃、オムツを替えようとすると嬉《うれ》しそうな顔を

します。一方、お風呂上がりにしてやる鼻と耳の掃除はきらいなのでしょう。お風呂から出るとちょっと神妙な顔をするようになりました。イヤな予感がするのでしょうね。

これは、手順やルールを覚えるという「手続き記憶」ができはじめている証拠。風呂場から居間に来たら耳鼻を掃除されるといった「手順」を、場所や時間を絡めながら、自然と覚えるのです。ほかにも、「親がこんな表情になったときにはほめられる（あるいは怒られる）前兆だ」といった情報を会得するのも、一種の予測的手続きです。

話は戻って、「クロスモーダル連合」ができるようになった娘を前にちょっと恥ずかしいことがありました。

子どもが生まれる前は、いわゆる赤ちゃん言葉で子どもに話しかけている世間のお父さんを見かけると「信じられない、あんな甘ったるい声を出して！　私はあんなふうには絶対にならない」と妻に言っていたのです。ところが妻が撮った娘と私の動画を見ていたら、私が普段よりも1オクターブほど高い声で娘に「かわいいでしゅねー」「○○できまちたねー」と言っているのです。言葉を正確に教えるためにも、いわゆる赤ちゃん発音を避けようと心がけていたのに、無意識とはこわいものです。

自己弁明のために追記しておきますと、赤ちゃんに対して高い声になってしまうのは、自然なことなのです。老若男女にかかわらず、乳幼児に声高に話しかける傾向は、世界中で共通して見られ、「ペアレンティーズ」と呼ばれます。実際、音程の高い声で話しかけると、乳児はよく反応するのです。[*14] 私は娘に上手く乗せられているのですね（笑）。

そういえば、先日、マンションの隣の部屋に住む父娘とエレベーターで一緒になりました。お隣のお父さんが「かわいいでしゅねー」と娘をあやしてくれました。それを見ていた10歳のお嬢さんが「お父さん気持ち悪い」と言うのです。大きくなってからお父さんのそんな姿を見るのが初めてだったのでしょうね。

こぼれ話

娘は家にある赤い金魚の置物をよく見ています。赤ちゃんは赤が好きと言われますが、最近、ある特定の年齢の乳児が金色を好むという論文が発表されました。[*15] やはり世の中は「金」なのですね……。

＊10 参考文献：Ettlinger G, Wilson WA. Cross-modal performance: behavioural processes, phylogenetic considerations and neural mechanisms. Behav Brain Res, 40:169-192, 1990.

＊11 2ヶ月では、「おもちゃの見え」（視覚）や「音の聞こえ」（聴覚）の知覚はあっても、「目の前に見えるおもちゃが音を出していること」（視覚＋聴覚）はわかっていません。

＊12 参考文献：Fuster, JM, Bodner, M, Kroger, JK. Cross-modal and cross-temporal association in neurons of frontal cortex. Nature, 405:347-351, 2000.

＊13 例えば網膜に映る上下の情報は、確かに物理空間的に上下の関係のこともありますが、もしかしたら遠近が投影された「上下」かもしれません。遠いものは、しばしば視野の上のほうに映るからです。こうした情報を正確に逆算して、元の3次元の世界を復元できなくては、「見え」は生じません。「見え」のメカニズムについては、P315で詳しく説明します。

＊14 参考文献：Fernald A. Four-month-old infants prefer to listen to motherese. Infant Behav Dev,8:181-195, 1985.「motherese」とは「母親語」のこと。

＊15 参考文献：Yang J, Kanazawa S, Yamaguchi MK. Can Infants Tell the Difference between Gold and Yellow? PLoS One,8:e67535, 2013.

4ヶ月

何でも口に入れて確かめる

くすぐって成長を確認!?

下の前歯が1本、顔を出しはじめました。寝返りもうつようになりました。うつ伏せから仰向けに寝ている状態になることは、少し前からできましたが、仰向けからうつ伏せになるのは、まだできませんでした。

寝返りをうつ娘を初めて見たときは嬉しかったですね。その反面、今度はベッドから落ちてしまうのではという新たな心配も出てきました。寝返りをうつ前の娘は、狭いベッドでも満足そうだったのに、寝返りがうてるようになった途端、あたかも「もっと動きたい!」という欲望に駆られているように見えます。ベッドから床に下ろすと、まるで解放されたように嬉しそうに転がりまわるので、さらに目が離せなくなってきました。

また、以前からよく娘をくすぐって遊んでいたのですが、この頃は、お腹のあたりをくすぐると体をよじるようになりました。私がくすぐるのは、単に遊んでいるだけではなく、実は娘の脳と体がどんなふうに発達しているかを確認するためでもあります。[*16]

赤ちゃんは生まれたときには、自分の体の形を知りません。お腹をくすぐると腹部をよじるのは、全身のなかで自分のお腹がどこに位置しているかを認識している証拠。でも、足をくすぐっても、まだ足を引っ込めません。くすぐられて、もじょもじょとする感じは不快なようですが、なぜくすぐったいのか、その感覚が体のどこからくるのかが、まだわからないのでしょう。とはいえ最近、娘はよく自分の足を触るようになってきたので、自分の足を認識し、くすぐれば足を引っ込めるようになるのも、もうすぐでしょう。[*17]

体を認識するということは、自分の「身体の輪郭」を認識すること。これは、自分とそうではないものを区別すること、つまり自分と他者との境界がわかることへの第一歩。こうして、自他を区別しながら、「自分」という存在を確固たるものにしていくのです。

娘は自分と他者だけでなく、見えているものも識別できるようになってきました。

目の前にある物体がコップなのか哺乳瓶なのかがわかりはじめてきたようです。哺乳瓶だと嬉しそうな笑顔を作るのですが、コップを見ても、特に反応はありません。

今は何でも口に入れて確かめています。[*18] 先日は、自分の顔よりもずっと大きなぬいぐるみを口に入れようとしていました。あれだけいろいろなものを口に入れるから、ときどき、お腹を壊してしまうこともありますが、ばい菌やウイルスにある程度の耐性をつけることも必要だと考え、あえて神経質にはならないようにしています。

昨日はお風呂で、湯船に張ったお湯に顔を浸けて、口に入れていました。「え、お湯まで!?」と思って見ていましたが、お湯はいまいちだったようで、口に入れたのはそれきりでした。

子どもは親を幸せにしてくれる存在

先日、初めて私の実家に娘を連れて帰りました。娘はまだ、人見知りがはじまる時期ではありませんが、久しぶりに会う私の両親を見て、少しきょとんとしていました。「お母さんとお父さんとは違う誰かだ」ということを認識するようになってきているのでしょう。[*19]

実家で私が相手をしてやると、娘が「きゃっきゃっ」と嬉しそうに声を上げました。その様子を見ていた母が「まるで親のほうが子どもに遊んでもらっているみたいだね」と一言。確かにその通り。よく、子どもを授かると「こんなに大変な思いをして自分を育ててくれたのか」と親の苦労が理解できると言います。でも私は、本当は逆だと思うのです。子どもが親をこんなにも幸せにしてくれる存在だということを知るのです。「小さい頃は僕も母さんにたくさんの幸せをあげたでしょ。感謝してよね（笑）」と、他愛《たあい》もない親子の会話。そうした世代をまたぐ会話ができる両親がまだ健康で長生きしてくれていることも、また恵まれたことです。

それにしても、娘の行動一つ一つに、つい一喜一憂してしまう自分。この間も、クラシック音楽をかけた途端、娘が静かになったので、「将来は音楽家か」などと考えている自分にふと気づいて……。我ながらどうしちゃったのだろうとツッコミを入れましたが、そうは言っても、やめられないのが親なのでしょうか。

こぼれ話

あえて週3回ほど、保育園に通わせるようにしました。早期の園通いがよいことかは正直なところわかりませんが、親の独善的な価値観だけでなく、いろんな人の価値観に触れさせ、「わが家だけが世界の全てではない」と伝えたいと考えたからです。

＊16 参考文献：Ishiyama S, Brecht, M. Neural correlates of ticklishness in the rat somatosensory cortex. Science, 354:757-760, 2016.

＊17 私たちが「触った瞬間に触った感触を得る」のは、経験に基づいて、そう認識するように脳がさかのぼって補正をしているから。体で検知した感触が脳に届くまでに、神経線維を信号が伝わりますから、伝導時間のタイムラグが生じます。この時間遅延を脳が補正しているのです。体が大きくなればその分、時差が増えますから、成長とともに自然と時間を補正し直していきます。当人は気づきにくいことですが、実に高度な情報処理を、発達中の脳はやっています。

＊18 自分のこぶしや指をしゃぶっていた娘が、自分以外の対象物へ関心を移した証拠です。この頃の乳児は、一体感を覚える対象が「自分」や「親」以外のものにも広がり、人形やぬいぐるみなどにも興味を持ちはじめます。これは「移行現象」と呼ばれ、親からの独立の第一歩です。

＊19 2ヶ月頃から、父親と母親とは別人で、母親は母親であるという不変の「同一性」に気づくようになります。4ヶ月頃には、実物の顔と写真の顔が別だと理解できるように。さらに1歳半頃になると、写真や鏡にうつった自分を、自分だと認識できるようになります。

もっと詳しく！

大人の脳育ちコラム

妊娠はとんでもない「珍事件」

妊娠は不思議な現象です。世界全体に目をやれば、成人女性の大半は生涯に一度は妊娠します。この意味では決して珍しいイベントというわけではありません。しかし生物学的には、やはり珍妙な現象です。

なぜなら子宮と胎盤を使って胎仔《たいじ》を育てる「哺乳類」は、地球上では珍しい存在だから、です。[*20]ワニ、スズメ、カエル、サケ、カマキリ――。ほとんどの動物は卵を産みます。

卵と聞くと、食材として馴染《なじ》み深い鶏卵を思い浮かべるのでしょうか。硬い殻を想像する方が多いようですが、これは例外です。ほとんどの卵は羊膜や漿膜《しょうまく》といった胚膜に包まれた柔らかい卵です。乾燥に耐える硬い殻がないため、産卵場所は主に水中や地中などの多湿環境です。

カモノハシなど、いわゆる「卵生哺乳類」の卵にも殻はありません。だから川辺で卵を孵化《ふか》させます。卵生哺乳類は原始的な哺乳類だと考えられます。ごく初期の哺乳類はカモノハシのように卵を産んでいたのでしょう。ところが1億2500万年前、卵を体外で孵化させる方法ではなく、母体内で孵化させて、そのまま充分に発育させてから体外に排出する方法に変更しました。これが「妊娠・出産」です。

妊娠には2つの大きな利点があります。乾燥した環境にも耐えられること（これは硬い卵と同じです）、そして、胎盤を通じて継続的に栄養補給できることです。卵生の場合、産卵時に卵の中に含まれていた栄養だけで、胎仔《たいじ》が孵化できるまで成長しなくてはなりません（だから卵黄はあんなに大きいのです）。つまり、産卵は大量の栄養を母親から一気に奪います。一方、妊娠は受胎しても栄養を瞬時に奪われることはありません。胎盤を通じてじっくりと時間をかけて栄養補給することができます。ゾウのような大型動物では妊娠期間が2年近いことさえあります。つまり、妊娠は、産卵と比べ、母体への負担が少なく、母親の健康を維持する上でメリットとなります。

とはいえ、もちろん出産は、言うほど安易なイベントではありません。母体は文字通り「全身全霊」で胎児の発育を支え、さらに将来の出産や育児に向けても準備をはじめます。特に、性ホルモンの放出は劇的です。[*21] 黄体ホルモンは通常の月経周期の血中ピーク値の10倍以上に増え、卵胞ホルモンに至っては、妊娠を経験しない女性が一生かけて浴びる総量を凌ぐ量を妊娠期間中だけで産生《さんせい》します。

これほどの「非常事態」になれば、当然、脳にも影響があるはずです。バルセロナ自治大学のヘクゼマ博士らは、初妊娠した女性の脳がどう変化するかを調査しています。妊娠すると、大脳《だいのう》皮質《ひしつ》の灰白質の体積が大規模に減少することがわかりました。[*22] これは、シナプスが刈り込まれて効率よく神経回路が働くことを意味しています。体積の減少が顕著だったのは、他人の「心」を読む皮質領域でした。実際、ここの減少量が多かった妊婦ほど、産後の赤ちゃんへの愛情が強かったのです。

博士らは、この脳回路の変化がいつまで続くのかを、産後2年経った時点で再検査しましたが、まだ変化したままでした。つまり、この時点で、経産婦か否かを脳を見ただけで言い当てられるというわけです。この変化がいつまで継続するかは、これ以上の追跡はなされていませんが、信じがたいほど大掛かりな脳回路の再編成が長期にわたって生じていることは間違いなさそうです。やはり、妊娠・出産という一連の現象は、単に「生命の神秘だ」などと気楽に捨象《しゃしょう》することのできない、とんでもない珍事件なのです。

父親が「オキシトシン」を出すには？

男性の脳には、女性ほど劇的な変化は生じません。オムツを替えたり、抱っこしたりしないとオキシトシン（P14参照）が出ないのが、哀しいかな、男性の体です。しかしながら、子育てに参加すると、男性の脳であっても、自然とオキシトシンが出ることは指摘しておかねばなりません。子育ては楽しいものですが、その理由は、子育てをはじめるとオキシトシンが出るからです。つまり男性の場合は、育児とオキシトシンの関係は、ちょうど「鶏が先か卵が先か」に似た関係にあります。

実際、オキシトシンの濃度を測った検査から、父親は子育てに参加すればするほどオキシトシンの濃度が上昇し、最終的にはお母さんと同じレベルに届くことがわかっています。[*23] お母さんのオキシトシンの濃度は、赤ちゃんが誕生した瞬間から、もう高いのですが、父親のオキシトシン濃度も、子育てをすればするほど、一足遅れで追いつくわけです。

恋愛はまるでわが子への愛情にそっくり?

私の友人に、女の子が生まれて「本当にかわいくて、ほとんど恋愛しているような気分です」と言う方がいました。私はそれを「おもしろい表現だな」と思いました。なぜなら、順序が逆だから。

恋愛しているときの脳の活動を見ると、親が子どもに愛情を注いでいるときとそっくりです。[*24] だから「恋愛しているみたい」と言うのは、ある意味正しいのですが、進化的に言えば逆です。例えば、ネズミに恋愛感情があるかと言えば、おそらくありません（厳密に断定することは難しいですが……）。ネズミにあるのは子どもに対する愛情で、このときヒトと同じようにオキシトシンが出ています。それが、ヒトになると「バグ（不具合）」が起こって、子ども以外の特定の相手にもオキシトシンが注がれてしまいます。オキシトシンの使い所を間違えた標的ミスです。

つまり、正しくは「恋愛はまるでわが子への愛情にそっくり」となるわけです。

ただ、人間は経験上、先に恋をしてから子どもを授かるので、子育てを「まるで恋してるみたい」と表現したくなるのでしょう。

恋愛も子育ても、相手のためだったら苦労をいとわないという共通点があります。どちらも「相手に尽くす」ことに本能的な生き甲斐《がい》を感じます。そして何より、意識するにしろしないにしろ、「子孫の繁栄」という究極の目的においても共通しています。だから、脳の進化の観点からすると、恋愛はプログラムミスだったかもしれませんが、単なるバグだからと言って、決して無用のエラーだというわけではありません。

妊娠中から「線引き」ははじまっている

オキシトシンには意外な作用もあります。他者に対して「排他的になる」ことです。[*25] オキシトシンが分泌されると、仲のよい人とはより強い信頼関係を結ぶようになりますが、そうでない人に対してはより疎遠になり、しばしば攻撃的になります。つまり、「親密vs疎遠」の対比が鮮烈になるのです。子育てをしている動物は警戒心が強く、近づくものを攻撃します。これこそがオキシトシンの作用です。自分の子が一番大切で、それ以外の危険性のありそうなものを全て「敵」と見なし排除する。恋愛もそういうところがありますね。

あるいは、子どもが生まれると、ほかの家族に対してきつく当たるお母さんがいるかもしれません。これもオキシトシンの作用でしょう。お父さんも「親密な相手」という枠の中に入ることができなかったら攻撃対象です。線引きの外側に置かれてしまうと、後から内側に入るのは難しいものです。万が一、外側に取り残されてしまったら、お母さんのオキシトシンの作用が落ち着くまで、待つしかない。

つまり、子どもが生まれる前から「子育て」ははじまっているのです。お母さんがオキシトシンで作る「仲間の輪」の中に入っていないと、お父さんの子育ては大変な作業になってしまいます。子どもが生まれてからがんばろう、ではなく、生まれる前から、お母さんの来《きた》るべき「オキシトシンの審判」に認められるように手筈《てはず》を整えておかねばなりません。

とはいえ、一部のお父さんにとっては悩みの種になるかもしれないオキシトシンの作用が、進化的には「子どもを守るため」に培われたものであることは認知しておく必要があります。急に自分に冷たくなったお母さんを一方的に責めてはいけません。野生動物の場合は、「仲間」以外が近づいてきたら、それを拒絶するのは当然のことです。子どもに危害を加えられたり、食べられたりすることがありますから。ほかにも、病原菌などの感染からわが子を守るという意味もあります。お母さんが見ず知らずの他人にわが子をベタベタ触られたくないと思うのも、防衛本能から生まれる自然な恐怖感なのです。

＊20 カンガルーやコアラなどの有袋類は例外で、胎盤やへその緒はありません。

＊21 参考文献：Casey ML, MacDonald PC, Sargent IL, Starkey PM. Placentalendocrinology. in The Human Placenta (ed. Redman, C.W.G.) 237-272 (Blackwell Scientific, Oxford, 1993).

＊22 参考文献：Hoekzema E, Barba-Muller E, Pozzobon C, Picado M, Lucco F, Garcia-Garcia D, Soliva JC, Tobena A, Desco M, Crone EA, Ballesteros A, Carmona S, Vilarroya O. Pregnancy leads to long-lasting changes in human brain structure. Nat Neurosci, 20:287-296, 2017.

＊23 参考文献：Abraham E, Hendler T, Shapira-Lichter I, Kanat-Maymon Y, Zagoory-Sharon O, Feldman R. Father's brain is sensitive to childcare experiences. Proc Natl Acad Sci U S A, 111:9792-9797, 2014.

＊24 参考文献：Aron A, Fisher H, Mashek DJ, Strong G, Li H, Brown LL. Reward, motivation, and emotion systems associated with early-stage intense romantic love. J Neurophysiol, 94:327-337, 2005.

＊25 参考文献：Campbell A. Attachment, aggression and affiliation: the role of oxytocin in female social behavior. Biol Psychol, 77:1-10, 2008.

5ヶ月

「三つ子の魂百まで」って本当？

パパは「言い訳」ができません

少しずつ離乳食をはじめました。娘の好物は、カボチャとサツマイモ。リンゴは、ちょっとすっぱいのか、今のところ少し苦手なようです。

笑い方にバラエティが出てきたのが最近の変化の1つ。3ヶ月頃の赤ちゃんが笑うのは、楽しいからではなくて、ただの反射です。でも、この頃になると、「抱っこする？」と言われて笑ったり、哺乳瓶を見るとニコリとしたり、笑いのレパートリーが増えてきます。笑いのレパートリーは、周囲の大人が接する時間に比例して増えていくと言われています。つまり対人関係の豊かさが笑いの多様性と比例するのです。

少し前の話ですが、研究室の学生が「先生、もう言い訳できないですよ！」と、ある実験結果を報告する学術論文を持って来てくれました。それは、赤ちゃんの泣き声から、おっぱいが欲しいのか、オムツを替えてほしいのか、眠いのか……など、赤ちゃんが欲ししていることを聞き分ける能力に、男女で差があるのか、という実験でした。一般的には「お母さんには子どもの泣き声の意味がわかる」と言いますが、では、お父さんはどうなのか……？

結果は「男性も女性と同じくらい聞き分ける能力がある」というものでした。ただし、どの父親もできるわけではありません。子育てによく参加し、子どもと接触する時間を充分に取っている父親のみが、母親と差がなかったのです。[*26]

悔しいけれど、今のところわが家では、妻のほうが娘が何を欲しているのかを察知するのが早いようです。だからでしょうか、私と妻を見たときの娘の笑顔の様子が少し違うような……。負けていられない！　もっと娘と一緒に過ごさないといけませんね。

昨日と今日では脳が違う理由

「三つ子の魂百まで」ということわざは、脳科学的にも、ある意味では本当です。脳の神経細胞の数は「おぎゃー」と誕生した瞬間が一番多くて、あとは減っていき

図　神経細胞の数の年齢推移

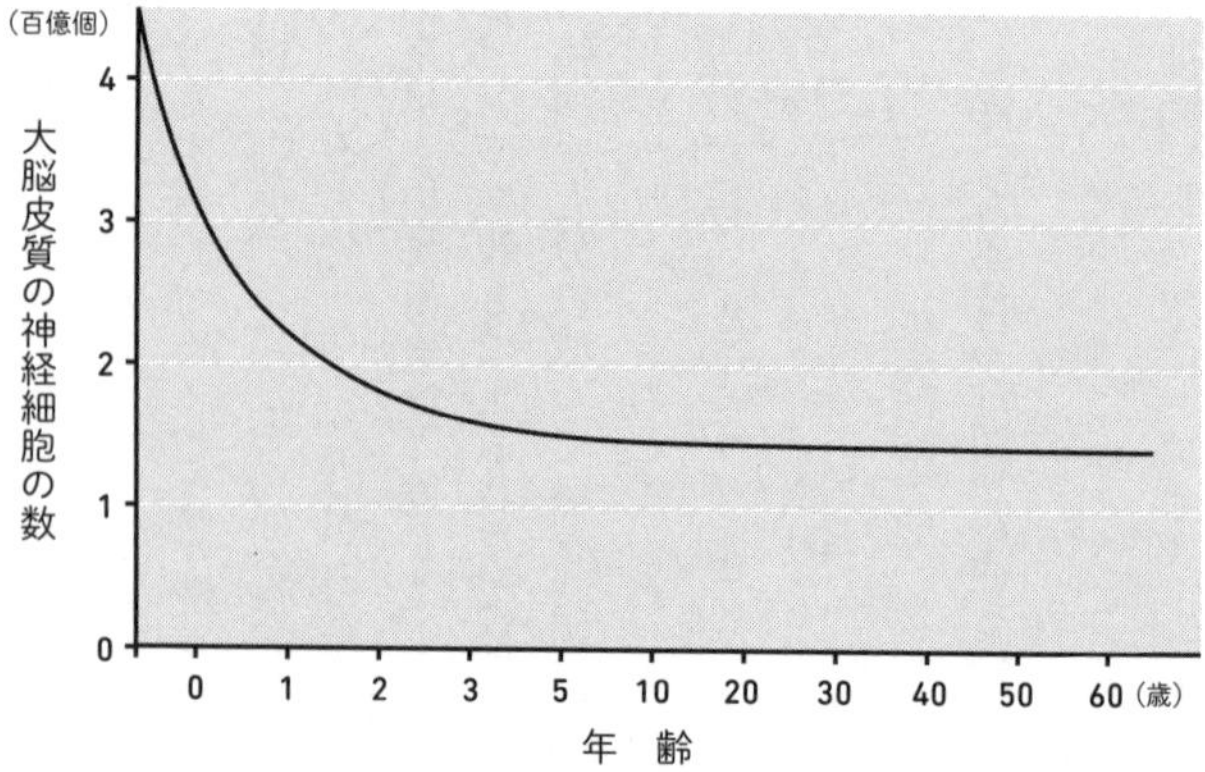

(Jounal of the Neurological Sciences, 103: 134-143, 1991. より作成)

ます。そして3歳になるまでに約70％の神経細胞を排除します。[*27] つまり生き残る神経細胞は30％。その後、その30％は変化しません。健康ならば１００歳を超えても、この30％を保持し続けます。つまり3歳までに残った神経細胞を一生使うのです（上図参照）。

赤ちゃんは、どんな世界に生まれてくるかわかりません。産道を抜けるまでは、どんな環境で生きることになるのかを、胎児の脳は知りようがありません。つまり、生まれた環境に順応していくために、どの神経細胞が必要かはわかりません。だからでしょうか。無用なほど過剰な神経細胞を持って生まれてきます。[*28] そして、3歳頃までに、神経回路の基礎を作り、必要がないものを捨ててしまうのでしょう。アメリカに生まれても、インドに生まれても、脳が柔軟に対応できるのは、そうした成長のメカニズムをとっているからでしょう。[*29]

娘は今5ヶ月ですので、毎日びっくりするような勢いで神経細胞を捨てているはずです。単純計算で、おそらく1日当たり5000万個以上の神経細胞が減っている。昨日と今日の脳は随分と違うことになります。そう考えるたびに、「毎日を大切に接していかないと」との思いを新たにするのです。

娘が3歳になるまで、あと約2年半。脳の神経回路の初期基盤が完成するまで、早くも6分の1は終わっています。一日一日のコミュニケーションを大事にしたい、[*30]と思っています。

こぼれ話

残暑見舞いで娘の写真入りのハガキを作ってしまいました（笑）。「子どもの写真つきの挨拶状をもらうのは、親近感が湧くし、成長の様子や近況のアップデートもできて嬉しいけれど、でも、どう考えても『親ばか』丸出しだよね」と、これまでは思っていたのに……。[*31]

*26 この能力のもととなるのは、オキシトシンです。詳しくはP14、39に（参考文献：Abraham, E, Hendler, T, Shapira-Lichter, I, Kanat-Maymon, Y, Zagoory-Sharon, O, Feldman, R. Father's brain is sensitive to childcare experiences. Proc Natl Acad Sci U S A, 111:9792-9797, 2014.）。

*27 「年をとるほど神経細胞が減っていく」とよく言われますが、それは間違いです。あくまで3歳までに当てはまる事実です（参考文献：Klekamp J, Riedel A, Harper C, Kretschmann HJ. Quantitative changes during the postnatal maturation of the human visual cortex. J Neurol Sci, 103:136-143, 1991.）。

*28 「減らす」のは、神経細胞の「能力」ではなく、あくまで神経細胞の「数」です。3歳までに全てを経験させなくてはならないという意味ではありません。それまでに習得できなかったことがあったとしても、必要なときには残った神経細胞が活躍してくれます。ただし、母語や絶対音感の獲得など、一部の能力には、大人になってからでは補いにくいものもあります。

*29 これはちょうど免疫系と似ています。免疫細胞も、どんな病原体が来るかわからないため、過剰に用意されています。しかし実際に活用される免疫細胞はごく一部です。

＊30　小学校に上がるまでに、親子がよく接するなど、丁寧に世話をされ、大切に育てられた幼児は、そうでない子に比べ、海馬の回路が2倍以上よく発達し、思春期になった後も自分の感情を上手くコントロールできるようになるという論文があります（参考文献：Lubya JL, Beldena A, Harmsa MP, Tillmana R, Barcha DM. Preschool is a sensitive period for the influence of maternal support on the trajectory of hippocampal development. Proc Natl Acad Sci U S A, 113:5742-5747, 2016.）。

＊31　「子どもの写真入りハガキを送るのは、世間への配慮が足りない」という意見があります。結婚したくてもできない独身の方、不妊治療中の夫婦、流産や子どもの不幸を経験したご家庭など、様々な事情があるでしょう。また「写真ハガキは処分に困る」と言う方もいます。私も差出先には気をつけてはいます。しかし私は、「子どもの写真に対して画一的に不寛容になるのは好ましくない」と、子どもを授かる前から一貫して主張してきました。世間の多様性を根拠に写真ハガキを否定するのなら、写真ハガキもまた表現の多様性の1つのはずです。

6ヶ月

赤ちゃんの時間が動き出す

赤ちゃんは「今この瞬間」を生きている

出張先で娘にぬいぐるみを買って帰りました。でも、娘が気に入ったのは、ぬいぐるみ本体ではなくて、それについていた値札《タグ》でした（笑）。そんな娘の今一番のお気に入りは、テントウムシのぬいぐるみです。あるとき、泣いている娘のそばにこのぬいぐるみを置くと、テントウムシを見た途端、娘は笑いはじめました。大人は泣いてすぐに笑うことは、なかなかできないけれど、赤ちゃんは、「今泣いた烏《からす》がもう笑う」とことわざにあるように、ほんの一瞬で気分を変えることができる。今この瞬間を生きているのですね。

出張から帰ると、2つの大きな変化が、娘に起こっていることに気づきました。

1つは……私や妻が部屋を出て、姿を見せなくなると、泣くようになったことです。[*32] これは娘が「時間」という概念を獲得しつつある証拠です。なぜなら、「先ほどまでいた親が今はいない」という時間比較ができているからです。初めからいなければ、こうして敏感に反応して泣くことはありません。

先月までの娘は、目に見えるおもちゃに手を伸ばして触れることができるようになっていました。これは「空間」の認識ができはじめている証拠です。加えて今月は、「時間」の認識がはじまったのです。空間と時間——。娘の脳が、いよいよ物理学の世界に突入しつつあるようです。

「いないいないばあ」で成長がわかる

生まれてからしばらくの間、赤ちゃんには「時間」という概念がありません。確かに、6ヶ月よりも前の赤ちゃんも、それ以降の赤ちゃんも、ともに「いないいないばあ」をすると喜びます。しかし、喜ぶ理由は異なります。

6ヶ月以前の赤ちゃんは、相手が顔を両手で覆うと、本当にいなくなったと思ってしまいます。もう少し詳しく言うと、時間の概念がない頃の赤ちゃんにとっては、「見えない」＝「存在しない」ことになるのです。そして、手を外すと、突然顔が現れたので、驚いて喜びます。

でも6ヶ月以降になると、見えなくても手の下に相手の顔が隠れていることがわかっています。さっきまで見えた顔が手の裏側に隠れているという、時間の流れを前提とした推測ができています。これは、顔を手で覆っても、まだ手を眺め続けていることからわかります。興味を持ち続けているのです。そして、手を外すと「やっぱりあった！」と喜ぶのです。

先ほどの娘の話も同じです。先ほどまでそばにいた親が見えなくなっても、親が消えていなくなったわけではなく、隣の部屋に行ったのだとわかっている。だから、今月の娘の泣き声には「誰もいなくて寂しい」というだけでなく、「早く戻って来て」というニュアンスが含まれているわけです。

もう1つの変化は、よくマネをするようになったこと。[*33] 私が娘の前で、おもちゃを叩いて音を出して見せると、娘も同じようにおもちゃを手で叩きます。マネは自分の脳に「外部世界」を取り込むのにとても重要です。[*34]

言葉のはじまりも、マネによるものです。妻が歌をうたうと、娘は、何を言っているかわからないけれど、なんとなく声マネをします。よく、女の子のほうが言葉が早いと言いますが、親がしっかりと話しかけている限り、言葉の成長にほぼ男女差がないこともわかっています。[*35]

話しかけるということで思い出したのが……歴史をさかのぼって13世紀、神聖ローマ帝国のフリードリッヒ2世が行った実験です。皇帝は身寄りのない赤ちゃんを集め、侍女に育てさせました。彼の興味は「言語の起源」でした。——ヒトは言葉を習わなくても話すようになるのでしょうか。

侍女たちは母乳やオムツや入浴などの最低限の世話は許されましたが、赤ちゃんに話しかけることは禁じられました。結果は意外なものでした。2歳になる前、つまり言葉をきちんと覚える前に、全員が死んでしまったのです。フリードリッヒ2世の非道な実験は半ば伝説的で、13世紀当時、どこまで厳密な条件下で研究が行われたかわかりません。単に世話が不充分だった可能性もありえます。しかしその後、より信頼のおける調査が、第2次世界大戦中に行われています。[*36]

戦争では多くの孤児が生まれました。精神科医のルネ・スピッツは孤児院で調査を行いました。当時すでに、子どもの健康には栄養や衛生が重要であることは認知されていました。孤児院でも充分な食事と清潔な部屋が準備されました。唯一足りないものはコミュニケーションです。孤児院には多くの子が集まりましたから、慢性的な人手不足に陥っていました。介護者たちは乳幼児一人一人の世話をしましたが、充分なコミュニケーションを図る余裕はありませんでした。調査の結果、91人中34人が2歳までに亡くなってしまいました。[*37]

栄養や衛生面が足りているだけでは不充分で、コミュニケーションやスキンシップがないと、人は育たないということなのでしょう。一方、動物たちは栄養と衛生状態が満たされていれば、成長の途中で死ぬことはありません。1頭で個別飼育された動物を見れば納得できるでしょう。だからでしょうか。人の脳には、食欲と同じく、関係性欲求の本能が強く備わっています。他人とのコミュニケーションを本能的に欲するのです。野生児という極端な例を挙げるまでもありません。人は「人」として育てられることによって「人」になることは明らかです。

だから、私は相変わらず「オムツ替えますよー」などと、娘に丁寧に話しかけているのです。外部から見れば、ほとんど独り言ではありますが、意味があると信じています。よく話しかけられる乳児ほど頻繁に発声し、18ヶ月齢になる頃には語彙が約2倍多いというデータも発表されています。[*38]

こぼれ話

妻が児童館で作った紙製の青色サイコロも、娘のお気に入り。私が買ってきた木のおもちゃよりも好きみたい。娘の心に何が響くのかは、本当に読めません。

＊32 赤ちゃんの泣き声は周囲の大人にとって不快です。泣き声は、いわば親への「脅迫」ですから当然です（心地よい泣き声だったら用をなしません）。一般に、サルなどのほかの哺乳類の乳児は泣き声を出しません。外敵に気づかれて危険だからです。逆に言えば、ヒトの子がよく泣くのは、外敵の少ない安全な環境で暮らしてきたことの証拠だとも言えます。

＊33 3ヶ月以内の赤ちゃんはマネをしません。「赤ちゃんは生まれてすぐからマネをはじめる」と言われてきましたが、この常識は、実験デザインの限界から生じた誤解釈（あるいは希望的推測）だったことが最近示されました（参考文献：Oostenbroek J, Suddendorf T, Nielsen M, Redshaw J, Kennedy-Costantini S, Davis J, Clark S, Slaughter V. Comprehensive Longitudinal Study Challenges the Existence of Neonatal Imitation in Humans. Curr Biol, 26:1334-1338, 2016.）。

＊34 マネにも段階があります。例えば「おもちゃそのものを手で叩く」マネが、「おもちゃをバチなどの道具で叩く」マネになり、最終的には「演奏する」マネへと徐々に変化していきます。もしわが子が「なかなかマネをしないな」と思ったら、まだマネへの意欲がないか、その子にはまだ難しい段階のマネをさせようとしているかもしれません。

*35 参考文献：Hyde JS, Linn MC. Gender differences in verbal ability: A meta-analysis. Psychol Bull, 104:53-69, 1988.

*36 参考文献：Spitz RA. Hospitalism; an inquiry into the genesis of psychiatric conditions in early childhood. The Psychoanalytic study of the child, 1:53-74, 1945.

*37 生存した孤児についても追跡調査が行われましたが、成人後でも、発達障害の傾向や、精神症状が頻繁に見られました。

*38 Ramirez NS, Lytle SR, Kuhl PK. Parent coaching increases conversational turns and advances infant Language development. Proc Natl Acad Sci USA, 117;3484-3491. 2019.

7ケ月

不快が快に変わる

赤ちゃんは、やっぱり音楽が好き

両手で別々に違うおもちゃを持つことができるようになった娘。瀬戸物でできた赤と黒の金魚のおもちゃを両手に持って、壁にゴツンゴツンとぶつけるのです。自分が何らかの動作をしたことで、音が出ることがおもしろいよう。割れたら危ないと思って、娘を壁から遠ざけると、今度は私の顔におもちゃをぶつけるのです。でも音はしません。壁ならば強く打ちつければ音が大きくなることがわかっているようで、顔に叩きつける力がだんだんと強くなり、力任せに打ちつけるから、鼻の骨が折れると思ったくらい。

娘は歌の区別もつくようになりました。生まれてすぐの頃から、毎日のように「もりのくまさん」をうたってあげていたからでしょうか、この歌をうたうと笑顔になります。ほかの曲ではここまではっきりとは笑いません。

音楽の3大要素は「リズム」「メロディ」「ハーモニー」です。この中で最初に身につくのがリズム。生後半年頃までには、リズムを習得します。[*39] 娘はちょうどその時期。音楽を聴くと、両手を動かします。

ちなみに、まだ打楽器奏者のように、左右の手で別々の動きができません。脳の両半球の機能分離が不充分だから、ほぼ左右対称の動き。だから、ぎこちないロボットのよう。今の時期に独特のそうした仕草は、赤ちゃんのかわいさでもあります。

おしっこが気持ちよくなったら、一人前⁉

赤ちゃんは泣き声でいろいろなことを教えてくれます。例えば、おしっこをすると泣きます。でも、これは決して「オムツを替えて」と泣いて要求しているのではありません。よく観察するとわかります。泣きはじめるのは、おしっこをした後ではありません。おしっこをする前や、している最中に泣くのです。

これに似たことは、入眠時にも見られます。眠くてウトウトするときにも、赤ちゃんはぐずって泣きます。寝た後に泣きはじめるわけではありません。

実は、尿意と睡魔は、赤ちゃんにとって不快な感覚なのです。大人には理解しにくい感覚です。おしっこをするとすっきりして気持ちいいし、眠くてフワフワした状態は、その後の健やかな眠りの予兆として心地よく感じます。

改めて考えれば、まどろんでいるときは、眠っているのか起きているのかはっきりしない、不安定な状況です。私たちは「フワフワしたあの感覚の後はゆったりとした眠りが訪れる」と、これまでの経験を通して知っています。だから、まどろんだ状態を「気持ちよい」ものとして先読み的に解釈して、気持ちよく感じているのです。おしっこをしたい状態も同じ。尿意の後には解放感が待っています。つまり、赤ちゃんにとって不快な状態は、大人になると快感になるのです。

ちょっと話が変わりますが、辛いものが好きな人がいます。辛さは舌からの刺激が神経を走って脳に伝わり、「辛い！」と感じるのですが、それは味ではなく、実は「痛覚」です。つまり舌の痛みです。その情報が脳に伝わると、なぜか「痛い」ではなく、「辛い」となるのです。

おもしろいことに、「辛い」と感じるときには、それと同時に「辛くないと思え」という命令も下ります。これが脳の不思議なところ。脳はアクセルとブレーキを同時に踏み込みます。

この「辛くないと信じる」ための神経系は、エンドルフィンやドーパミンという快感と関係したものです。つまり、激辛のものが好きでたまらないというのは、アクセルとブレーキのバランスがブレーキ側に偏っていて、「辛さ（＝痛み）」よりも「辛くなさ」、つまり快感をより強く感じている状況です。「辛さ」も、尿意や睡魔と同じように、経験によって快楽が強くなるのかもしれません。

ちなみに、「苦味」のあるコーヒーやビールの愛飲、仕事をしないと気が済まないワーカホリック、長距離走に恍惚とするランナーズハイも、同じ「快」の逆転のメカニズムによって生じた嗜好癖です。

こぼれ話

妻が自分のものを買うときの口説き文句が増えました。「このカバン、将来、娘と共有するから」。娘を出されると弱い私……。

*39 参考文献：Phillips-Silver, J, Trainor, LJ. Feeling the beat: movement influences infant rhythm perception. Science, 308:1430, 2005.

8ヶ月　ハイハイで世界が広がる

「移動手段」を手に入れた瞬間、赤ちゃんに起こること

ある朝のこと、何となく予感がして、カメラを準備したら、ちょうど撮影している最中に、娘がハイハイをはじめました。

その日はゆっくりとでしたが、2〜3日もすると、ハイハイが速くなりました。今では、娘がハイハイでトイレの中までついてきてしまうので、少し困っています。そして数日前からは、つかまり立ちもできるようになりました。

これに伴って娘に変化が表れました。ハイハイをはじめる前は、目の前のものだけに興味があったのに、ハイハイができるようになった途端に、遠くにあるものにも興味を持つようになったことです。それまでも遠くのものは見えてはいたけれど、興味の対象ではなかった。でも、ハイハイがはじまったら、遠くのものを目指して

向かって行くことが増えました。

もともと人間は、自分の身体の射程距離に敏感です。例えば、「届く」「届かない」。私たちは、テーブルの上にあるものに手が届くか、届かないのかを、見るだけで瞬時に判断できます。ところが、両手を縛ってしまうと、驚くほど判断力が鈍ってしまいます。つまり、手を動かせる状態だと自分の届く範囲はわかるのに、両手の自由を奪われて動けなくなると、急に目測の精度が下がってしまうのです。「動作」の可能性が、心理に影響を及ぼすわけです。

寝返りくらいしか移動する手段のなかった状態から、ハイハイをできるようになった赤ちゃんも、それに似ています。移動手段を手に入れた瞬間に、自分の可動世界が一気に拡張し、興味の範囲も広がるという、その切り替わりの早さにびっくりしました。

「パパ」「ママ」どっちが先? それが大問題

身体世界の広がりについて、熊手を使うサルの脳を調べた研究があります。[*40] 大脳皮質には、指先にものが触れると反応する神経細胞がありますが、熊手を手に持つと、今度は熊手の先端にものが触れたときに反応するようになります。つまり、指が熊手の先にまで延びたかのように反応しました。道具が自分の「身体の一部」として、「一体化」するのです。

娘は最近、バチで叩いて音を出すおもちゃで遊ぶようになりました。おそらくバチが自分の手に化ける「身体の拡張」が起こったのでしょう。

このことは、ハイハイで自由に動けるようになったことと、関係があります。今まで娘は、近くにあるおもちゃだけで遊んでいましたが、ハイハイができるようになった今では、おもちゃ箱まで行って、自分の好きなものを取り出して遊ぶようになりました。これも、周囲の世界に「身体の感覚」が浸透していると解釈することができます。

自分で動きまわるようになった娘と、わが家の愛犬ボウルとの関係も変わってきました。今まではボウルが娘に近づいて来たときだけ触れ合っていたのが、今は娘が自らボウルに近づいて接点が生まれます。だから、ボウルが遊ぶ気分でないときには、むやみに触ると吠えられてしまいます。

娘の月齢は、耳にした言葉の吸収力も強くなる時期に差しかかっています。[*41] 娘が発することができる言葉（？）も増えてきて、いろいろな発音をします。今までは「あー」とか「うー」などの母音しかありませんでしたが、このところ子音が交じってきました。
少しずつ口マネもできるようになって、私が「パパ、パパ、パパ……」とひたすら言うと、「パパ」と言い返してくれます。それを見た妻が「『ママ』も教えてよ！」と言って、今度が妻が「ママ、ママ、ママ……」と娘に言い続けて……。娘はマネはしてくれますが、もちろん意味がわかって、自分から「パパ！」と言ってくれているわけではありません。私も妻も、どちらが先に呼ばれるか、必死に競っています（笑）。

こぼれ話

カボチャやサツマイモが好きな娘。
これらは妻の好物でも。
私はあのホクホクした食感が苦手なので、家族で私だけが好みが異なるようです。

＊40 参考文献：Iriki, A, Tanaka, M, Iwamura, Y. Coding of modified body schema during tool use by macaque postcentral neurones. Neuroreport, 7:2325-2330, 1996.

＊41 この時期に大切にしたいことは、赤ちゃん言葉ではなく、正確な言葉を使うこと。まだ呂律がまわらない幼児が「できまちたねえ」「いいでちゅかあ」などと言うのは仕方がないことですが、わざわざ大人が使う必要はありません。くだけすぎた言葉も避けたいところ。私はつい「すげえ」「でけえ」「うめえ」と言ってしまうので注意しています。

もっと詳しく！
大人の脳育ちコラム

記憶はいつからはじまる？

乳児の記憶力に関する研究をいくつかご紹介します。

まずは、イタリア国際先端研究所のモンティロッソ博士らの研究から。[*42] 博士らは、生後4ヶ月の乳児がストレスにどう反応するかを調べています。例えば、泣いているのに母親が反応してくれないという状況は、赤ちゃんにとって大きなストレスです。実験では、そんなつらい経験を10分間させた後、2週間後に再び同じ経験をさせました。すると、初回の経験時に比べ、ストレスホルモンの応答が激化していました。つまり、先週受けたストレスを今でも「覚えている」ということです。変化の様子は乳児ごとに異なりましたが、わずか4ヶ月の赤ちゃんでも、経験したことが記憶となって脳回路に刻まれることの紛れもない証拠です。

これで驚いてはいけません。続いてヘルシンキ大学のパータネン博士らは、なんと「生まれる前の記憶」さえ残っていることを証明しています。妊娠29週目の胎児に、お母さんのお腹の外から、週に5回同じ曲を聴かせました。例えば「きらきらぼし」のメロディを弾いて聴かせます。すると、生まれた直後はもちろん、生後4ヶ月になっても曲を覚えていました。[*43]

これは、赤ちゃんの脳波を記録することでわかります。例えば「ドドソソララソ」というメロディを、わざと「ドドソソラシ」などと間違えてみます。その瞬間、赤ちゃんの脳波の反応に変化が表れるのです。つまり、「きらきらぼし」が元来どんなメロディだったかを知っていて、その記憶と異なることに気づいているというわけです。

この実験データは、私たちが「記憶」と聞いて一般に想像するよりもはるかに古い経験が、脳回路に刻まれていることを示しています。さすがに「前世」とまではいきませんが、少なくとも「誕生前」の胎児の頃の記憶は残っているわけです。

においの記憶も同様です。新生児は、お母さんの胸部のにおいを、お母さん以外の人と区別することができます。胸部のにおいが羊水のにおいと似ているからです。[*44]

これもまた、お母さんのお腹の中にいた頃の記憶痕跡です。

一方、お母さんのほうも、においによって自分の子どもを識別することができます。[*45] 出産後に新生児を胸に抱いて、おっぱいをあげることで、赤ちゃんのにおいの記憶が自然と定着するようです。30分ほど授乳すれば充分だということもわかっています。お母さんがわが子のにおいを識別する能力は、お父さんやおばあさんよりも格段に優れています。なお、お父さんも、においをかぐ経験をすれば、お母さんと同じくらい、わが子を識別できるようになります。ただし、少なくとも3時間以上はかぎ続ける必要がありますが……。[*46]

蓄積される「記憶」が22世紀を決める「個性」に

左図を御覧ください。これは生後1歳までに死亡する乳児数の変化です。1980年代以降はぐっと減り、今では乳児死亡率は約0・2%となっています。この数値を多いと見るか少ないと見るかは意見が別れるところだと思いますが、私の個人的な感覚では、想像以上に悲しい現実と隣り合わせである現実を突きつけられた印象です。なにせ、0・2%という死亡率は、大人でいえば、交通事故や自殺の死者

図　生後1歳までに死亡する乳児数

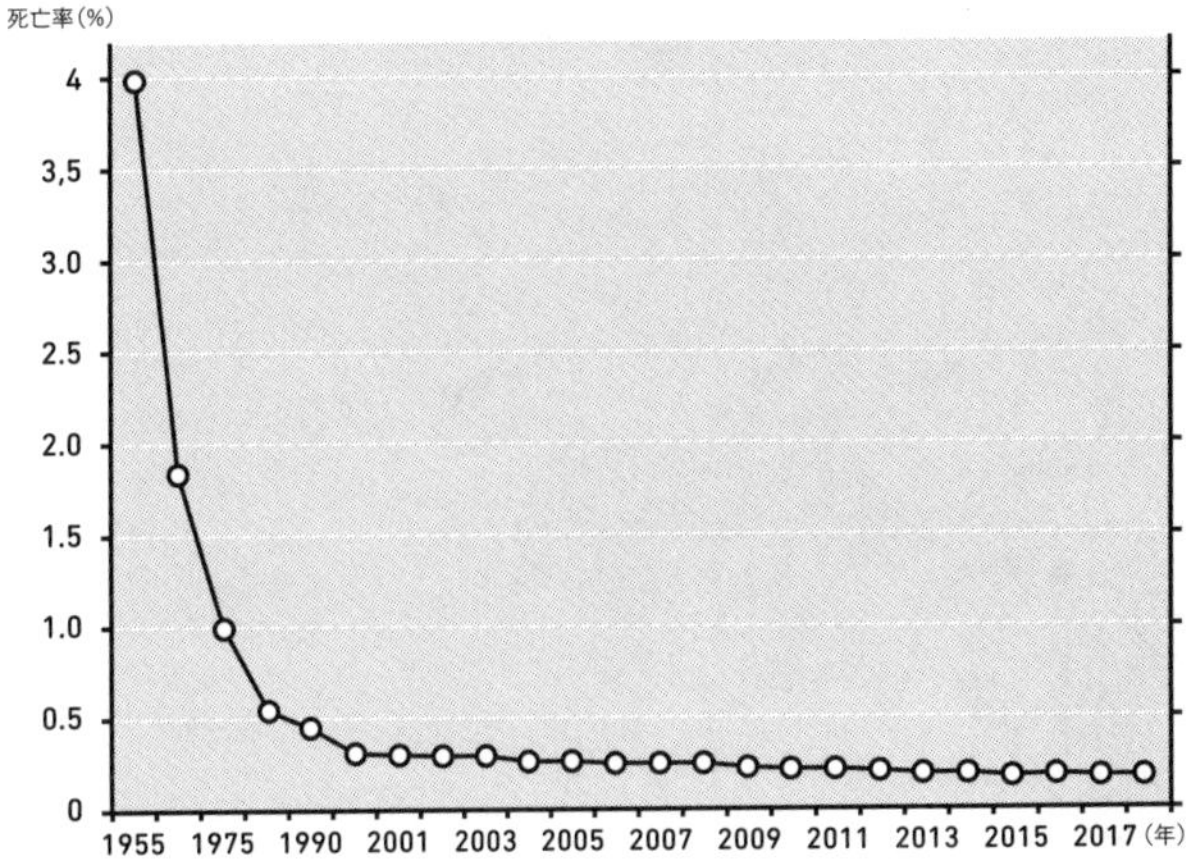

厚生労働省人口動態統計

率をはるかに上回り、老衰や肺炎や心疾患で亡くなる率よりもまだ多いのです。娘が8ヶ月まで元気に育ってくれているというだけで、もう奇跡なのだと、ありふれた「日常」に感謝したくなります。

ちなみに次のページの図は、国別の乳幼児死亡率です。10％を超えている国もあるなかで、日本は世界一死亡率の低い国です。

今、日本人の平均寿命は、男性が約81歳、女性が約87歳です。ただし「平均値」という数値は、なかなかにやっかいです。なぜなら乳幼児の死亡は、平均値を大幅に

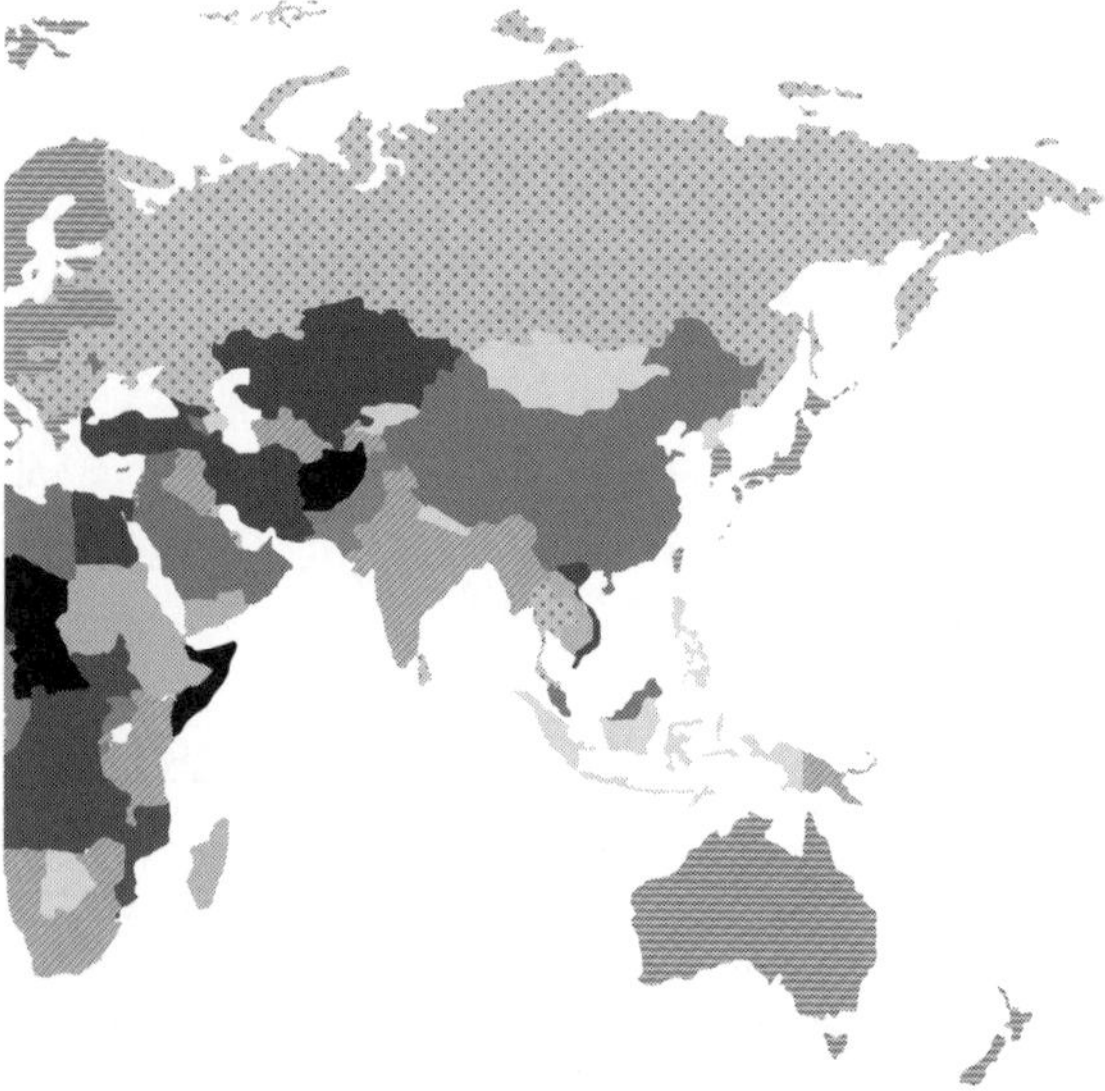

下げてしまうからです。だから「平均寿命」を超えて生きる人は半数以上います。

より意味のある数値は、寿命の「中央値」でしょう。50％の方が亡くなる年齢で「寿命中位数」といいます。寿命の中央値は、男性で約84歳、女性で約90歳です（厚生労働省平成30年簡易生命表）。つまり女性の約半数は90歳近くまで生きる計

生後1歳までに死亡する乳児数・国別

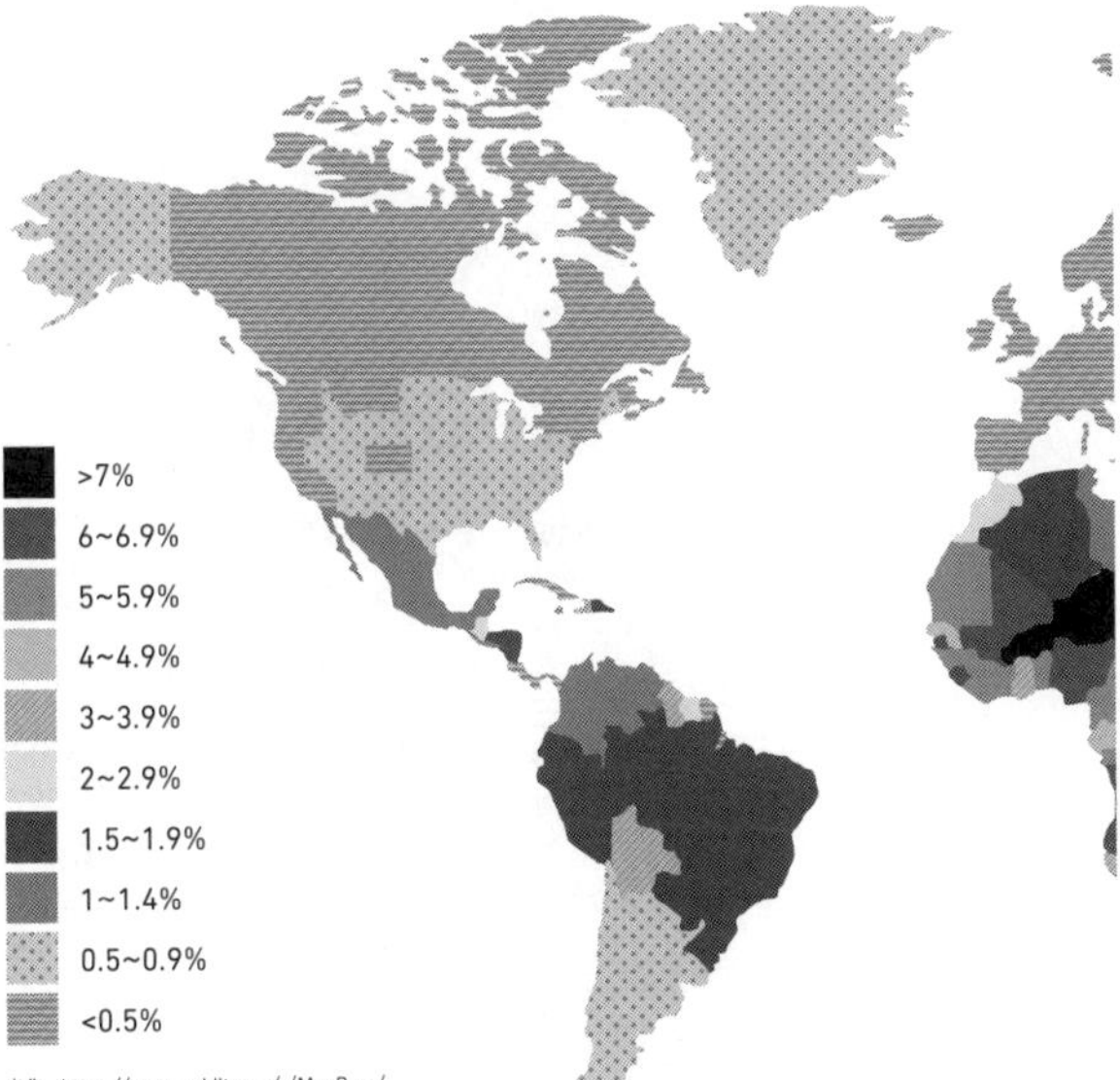

出典　https://www.reddit.com/r/MapPorn/

算になります。

今90歳の女性は、当然ですが、90年前に生まれた方です。昭和初期の医薬環境や衛生環境で生まれ育った方が、現在、90歳まで生きているわけです。では、現代の最先端の医薬環境で生まれ育った人は、将来、何歳まで生きるでしょうか。

カリフォルニア大学アーバイン校が発表している「ヒューマンモ

ータリティデータベース」によれば、２００７年に日本で生まれた方の寿命の中央値は約１０７歳と推定されています。[*47] 驚くような高齢ですが、確かに１００年後の未来の医薬技術で守られたら、１０７歳まで生きたとしても不思議ではありません。

つまり私の娘も、22世紀まで生きる可能性が高いのです。その頃、私はもうこの世にいません。しかし、未来の世界を充実したものにする責任はあります。若者世代の教育は手抜きできないなと、元気なわが子の姿を眺めて、決意を新たにするのでした。なにせ、娘の脳には、毎日毎日の「記憶」がどんどんと蓄積していっているのですから。この記憶が彼女の人生の質を、つまり22世紀を決める「個性」となっていくのです。

＊42 参考文献：Montirosso R, Tronick E, Morandi F, Ciceri F, Borgatti R. Four-month-old infants' long-term memory for a stressful social event. PLoS One, 8:e82277, 2013.

＊43 参考文献：Partanen E, Kujala T, Tervaniemi M, Huotilainen M. Prenal music exposure induces long-term neural effects. PLoS One, 8:e78946, 2013.

＊44 参考文献：Porter RH, Winberg J. Unique salience of naternal breast odors for newborn infants. Neurosci Biobehav Rev 23:439-449, 1999.

＊45 参考文献：参考文献：Schaal B, Porter RH. Advances in the study of behavior. 20:135, 1991.

＊46 参考文献：参考文献：Wyatt TD. Pheromones and Animal Behaviour. 2003'

＊47 参考文献：Human Mortality Database, THE 100-YEAR LIFE. URL: https://t.co/LeHfTZ20mc

9ヶ月 ようやく人間になってきた

人間への第一歩を踏み出した!?

伝い歩きをはじめた娘。この時期は体の発達はもちろん、心理学の観点からも、大きな成長が見られるときです。子どもは、徐々にじわじわ伸びていくのではなく、階段状にステップアップしながら伸びます。そうした成長の階段のなかでも、特に大きなステップアップが見られるのがこの時期です。

大きな変化の1つとして、親指と人差し指を使って、ボーロを「つまむ」ことができるようになりました。この動作は専門用語で「精密把握」と言います。これまでは全部の指とてのひらを使って握る「握力把握」しかできませんでした。「握る」ことはサルなどの動物もできますが、親指と人差し指を対向させて「つまむ」という動作は、ほぼヒトにしかできません。

その秘密は、人間特有の手の骨格にあります。ヒトの手は親指がほかの指と離れて、親指の腹がほかの4本と反対を向いています。これによって、親指の動きに自由度が生まれます。足の指でものをつまむことができないのとは好対照です。サルの手も親指とほかの指と同じ方向を向いて並列しているので、ヒトの手のようにつまむことはできません[*48]。

精密把握ができるようになったから、人は器用に道具を作ることができるようになりました。人類がここまで進化して高度な技術を発達させた秘訣の1つは「精密把握」、つまり独特な親指です。娘は文明を築くための礎《いしずえ》ができたところ。ようやく「現代人」への第一歩を踏み出したと解釈することができます。

もう1つの変化は、「共同注視」です。例えば、娘と顔を互いに見合わせている最中に、わざとほかに視線をやると、娘も一緒に私が見やった方向を見ます。あるいは、他人が何かを人差し指で指し示すと、指された方向に目を向けるのも、一種の共同注視です。

共同注視は、相手が興味を持ったもの（対象）に、自分も興味を向けること。こうした問題意識の共有は、協働作業を行うための基礎となります。つまり、ヒトらしい「社会性」の芽生えです。娘は社会的動物としても、最初の一歩を踏み出したのです。

ついにしゃべった最初の言葉は……

家で仕事をしていると、娘は隣の部屋で遊んでいることも多くなりました。音などで隣の部屋にいる私の気配を感じると、安心して遊んでいられるようです。この意味で、少し子育てが楽になりました。ただし、あとから隣を覗くと、子ども部屋はめちゃめちゃですが。

いろいろなものを娘の手の届かないところに移動したのですが、1つ困っているのが、床に置かれた自動掃除ロボットです。娘はこれが大好きで、スイッチを押しては高速ハイハイで離れたところまで逃げて、そこで振り返って掃除機が動き出すのを確認します。私がスイッチを切っても、目を離すとまたすぐに押してしまい、困惑しています。とはいえ、こうした遊びができるのも、「スイッチを押すと掃除機が動き出す」といった因果律を理解した上で、結果を予測をしながら行動を選択できるようになったからこそです。

このように大きな成長が見られた今月。一番傑作だったできごとは、娘が発した最初の言葉です。私が「パパ、パパ……」、妻が「ママ、ママ……」と娘に一生懸命に教えて、どちらが先に呼ばれるかを、2人とも心待ちにしていたことは先月書いた通りです。

そんなある日、職場にいる私に妻から、娘がしゃべったとショートメッセージが入りました。「今『ボウル』と言ったよ」。「ボウル」とは、わが家のイヌの名前……。「まさかそんなはずはない」と半信半疑で家に帰ると、娘がはっきりとした発音で「ボウル」と言うではありませんか⁉

なるほど、よくよく考えてみると……「パパ、パパ……」と一生懸命言わせようとしたのは、一日のうち5分もありません。ところが、私たち夫婦の会話には、一日中「ボウル」が出てくるのです。「ボウル、ご飯だよ」「ボウル、散歩に行くよ」「ボウル、おやすみ」と。おそらく娘は、ボウルによく遊んでもらっていただけでなく、ボウルという名前も頻繁に耳にしてきたのですね。

その後しばらくして、ようやく「パパ」と呼んでくれるようになりました。嬉しいものですね。でも、「パパ」よりも、「ボウル」のほうが頻出します。「おかしいな、お風呂に入れたり、寝かしつけたりしているのは誰？」と娘に聞きたくなります（笑）。

こぼれ話

ハイハイをして、私の膝《ひざ》に乗ってくる娘。
仕事などどうでもよくなって、一緒に遊んでしまいます。
想像もつかなかった自分の姿に戸惑ってしまいます……。

*48　３２０万年前のアウストラロピテクスが、初めて現代人のような精密把握を行ったと考えられています（参考文献：Skinner MM, Stephens NB, Tsegai ZJ, Foote AC, Nguyen NH, Gross T, Pahr DH, Hublin JJ, Kivell TL. Human evolution. Human-like hand use in Australopithecus africanus. Science, 347:395-399, 2015.）。

10ヶ月

「痛み」を学んで大きくなれ

見逃せない変化！「いたーい！」と頭に手を当てる

伝い歩きも上手になって、自分でドアも開けられるように。そして、家中のスイッチをつけたり消したり……気づくと部屋の冷房が入っていたり、ステレオから音楽が流れ出したり、わが家はてんやわんやです。

でも、娘にしてみたら、目の前のものに興味があるだけのことで、全て遊びの一環なのです。いや、本当は遊びですらなく、真剣そのものなのかもしれません。

伝い歩きができるとはいえ、まだ足元のおぼつかない娘はしょっちゅう壁や机の角にぶつかります。そして、頭をぶつけると、「いたーい！」と患部を手で押さえるようになりました。

これは見逃せない変化です！　頭は自分からは見えません。しかし、痛みの信号が、頭のその場所からきた神経情報だとわかるのですから。

痛みは、ぶつかった体のパーツに対応する神経細胞を活性化させて、その信号が脳に到達して生じる感覚です。とはいえ脳に届くのは、ただの電気信号です。その電気信号が体のどこからやってきたかを特定するのは、実に難問です。娘は、いつの間にか、痛みが体のどこからやってきたのかがわかるようになっていました。

このまま成長し、いつの日か、娘が「お腹が痛い」と訴えてくる日を楽しみにしています。内臓は外からは見えませんから、痛みの源を理解するのは、頭部などの体表よりもさらに難しいのです。痛みが体の表面だったら、娘がそこに手を当てるのは、娘がゴツンとぶつけたところに、親が手を当てて、「痛いねえ、大丈夫」とさすってやるのをマネすれば習得できます。しかし、内臓の痛みは、子どもが訴えない限り、親にはわかりません。痛みは主観的な感覚です。自分の痛みを誰かと比較したり、共有したりすることはできません。そうした「痛み」を理解して、自分の痛覚を他人に伝えることができるのは、よくよく考えると不思議なことです。

ところで、痛い場所に手を当てたところで痛みが減るわけでもないのに、なぜ手を当てるのか……と不思議に思われるかもしれません。実は、ハンドパワーは案外あなどれません。既婚女性の手首に電気刺激を与えたときの脳の反応を調べた実験があります[*49]。刺激が強ければ強いほど、痛みの反応も強くなります。次に、手首に電気刺激を与えるときに、反対の手を夫に握ってもらいました。すると、痛みの脳反応がぐんと減るのです。女性も「さっきより痛くなかった」と答えます。電気刺激の強度は一定なので、手首が受ける痛み刺激そのものは同じなのに、脳の反応が違うのです。ちなみに、夫への信頼感が薄い女性は、手を握っても痛みが減りませんでした。

子育てにこれほど手間がかかる理由

安全面で気を配ることが増えましたが、神経質になりすぎないようにしています。というのは、ある程度の痛い思いをすることで、赤ちゃんが学ぶこともあるからです。ガラス張りの床のある部屋で、赤ちゃんに自由にハイハイや寝返りなどをさせる実験があります。床は一部が深く掘ってありますが、その上をガラスで覆ってあるので安全です。赤ちゃんは、最初は平気でガラス床の上をハイハイして通過します。ところが、ハイハイの経験が積み重なってくると、ガラス床の上には這って出なくなります。転んだり落ちたりした経験があるからです。

これは重要なことです。なぜなら、ヒヨコでは異なるからです。卵から孵《かえ》ったばかりのヒヨコを同じ床に置くと、初めからガラス床の上に出て行きません。野生の世界では、ヒヨコは一度でもどこかに落ちたら助からない可能性が高い。だから落ちないように、生まれたときから「高いところは怖い」ことが脳回路にインストールされているのです。

一方、ヒトの場合は、生まれてから自分で移動できるようになることで、経験を通じて、つまり痛い思いを通じて、「高さ」に恐怖を感じるようになります。ヒヨコは「怖いから行かない」。ヒトは「落ちた経験があるから避ける」。この違いはとても奥深いものです。

見方を変えると、ヒヨコは本能で決まってしまっている範囲内でしか生きられません。でも、ヒトは後天的に学ぶために高い柔軟性を備えています。さらに一歩進めば、「怖いけれど、崖を下りてみよう」などと判断することもできますから、冒険の範囲が広がります。生まれた直後の判断能力は、動物たちのほうが高いかもしれませんが、ヒトの「初期能力の低さ」は、のちに「柔軟性の高さ」へと化ける、いわば先行投資。そのリターンは絶大で、充分に元がとれます。

ちなみに、そうした先行投資が可能なのは、親が「落ちても助けてくれる」からです。ヒヨコの親は落ちた子を適切に救助する能力がありません。だから充分に成熟した脳を備えて生まれてくる必要があるのです。一方、ヒトは落ちても親が救い出してくれます。親の能力が高いから、赤ちゃんは堂々と未熟でいられるのです。逆に言えば、子育てにこれほど手間がかかるのは、ヒトの能力が高いことの裏返しでもあるわけです。

さて、先月「パパ」と呼んでくれた娘。嬉しさもつかの間、早速、あまのじゃくぶりを発揮中です。私が「パパと言ってごらん」と言うと、わざと「ママ」と言うのです。私ががっかりして「あれれ？　違うでしょ」と反応するのがおもしろいようう。すっかり、娘にもてあそばれています。

こぼれ話

今朝、出かけるときに「バイバ〜イ！」と手を振ると、娘も手を振ってくれました。まだ私のマネをして返しているだけですが、こんなコミュニケーションを繰り返しながら、言葉と仕草が結びついていくのでしょうね。

＊49　参考文献：Coan, JA, Schaefer, HS, Davidson, RJ. Lending a hand: social regulation of the neural response to threat. Psychol Sci, 17:1032-1039, 2006.

歩きたい欲求が、生まれながらにある

「はじめの一歩」に、人類の長い歴史のロマンを感じる

伝い歩きが徐々に上手になってきていることを先月報告しましたが、その後、ついに歩きはじめました。最初は2歩くらい、それから3～4歩、今は、上手くいけば10歩くらい歩けるようになるまでに。立ち上がるとき、娘はいつも笑顔になります。

2本足で立ったり歩いたりする動物は、もちろんヒトだけではありません。鳥やカンガルー、それに古代だったら恐竜のティラノサウルスなどがいます。でも立ち上がって、両手を自由に使えるのはヒトだけです。だから、「手を自由に使うために2足歩行をはじめた」とヒトの進化を説明するには、少し無理があります。カンガルーやティラノサウルスのように、2本足で歩く生きものは、大抵、手が退縮しているからです。

もともと「前肢（腕）」は4本足で歩くためにあったのですから、2本足で歩くようになったら、前肢は不要になります。退化して当然です。ところが人間はどういうわけか、手を退化させずに、むしろ、より活用した珍しい生物種です。

2足歩行は重心的にはバランスは悪く、転倒しやすいかもしれませんが、ヒトの2足歩行は、移動のエネルギー効率から見ると、4足歩行よりも有効であることがわかっています。重力を利用して脚を振り子のように使って、ポンポンポンと前進することができます。例えば機械仕掛けのロボットを、ヒトの2足歩行を模倣して上手く設計すると、少しの傾斜さえあれば、モーターや蒸気機関などの内部エネルギーを一切使わずに、安定して歩き続けることができます。これを「受動歩行」と言います。[*50] つまり、筋肉のエネルギーを、全くと言っていいほど、使わずに歩行することができるのです。

ヒトは、走る速度では、チーターやシマウマには勝てません。でも、ヒトの優れたところは、持久力に秀で、疲れにくいことです。2本足で遠くまで歩けるのです。野生動物は通常、生まれた場所から、あまり遠くに移動しません。アフリカの広大な大自然サバンナに生息するキリンやゾウでさえ、一生をごく限られた範囲内で過ごします。ところが現生人類は、25万年前にアフリカで誕生して以降、約10万年前にアフリカ大陸を出て、ヨーロッパやアジアへと渡ります。[*51] その後、徒歩だけであっという間に、地球全体に行き渡ったわけです。

娘の「はじめの一歩」に、人類の長い歴史のロマンを感じるのです。

「スプーンを使いたい！」——ヒトがヒトたる理由

最近、娘は手の届かないところにあるおもちゃを、棒のようなものでつんつんと触ったりします。これは道具に手の代わりをさせているのです。身体の自在な拡張がはじまりつつあるようです。ただ、棒でおもちゃを手元に引き寄せることまでは、まだできません。

スプーンとフォークを使うのもまだ下手です。スプーンの上に食べものを載せてあげても、使い方はわかっているようですが、こぼしてしまいます。上手くいけば、ときどき食べることもできますが、それでもヨーグルトなどは3口くらい食べれば、もうピシャピシャと遊びはじめて、床に飛び散ったものを、わが家の愛犬ボウルがなめています……。

脳の観点から見ると、道具を使うことができるか否かは、脳の頭頂葉付近にある神経線維がつながっているかどうかが関与している可能性があります。[*52] サルはヒトのようには神経線維が連結していないため、ほとんど道具を使いません。でも、何週間かトレーニングするとそこがつながって、道具を使うようになります。[*53] 一方、人間は特に訓練を積まなくても、自然とこの領域がつながっているようです。だからでしょうか。少しの練習で道具を使えるようになります。娘も特に教えていないのに、道具を使いはじめました。

今では、私がスプーンを口元に持っていっても、「私に持たせて」と言わんばかりに、口を開けずに手を出してくるのです。「道具を自分で使いたい」という主体的な欲求が、教えられずとも芽生えるのですね。それが「道具使い」としてのヒトがヒトたる理由ではないかと思います。

冒頭の話に戻って……歩き出した娘は、2〜3メートル離れたところから、ポンポンポンと歩いて来ると、私の胸に倒れ込んできます。その様子がかわいいのですが、途端にしっぺ返しを食らいます。9kg以上の体重をかけて私に倒れ込んでくると、強烈な頭突きを一発！　私は唇が切れたり、鼻血が出たり……。急にやって来るから動きが読めないのです。そして本気で痛い。流血してもがまん。笑顔で、「ちょっと痛かったよ」と返しています。育児には忍耐も要りますね。

こぼれ話

もともと寝つきのいい妻は、夜中に娘が泣いても、ぐっすり。どちらかと言えば眠りの浅い私が、夜のミルク作りの役まわり。妻はそんな私にも気づかず熟睡。

ある種、これも才能ですね。うらやましいなあ（笑）。

*50 参考文献：McGeer, T. Passive dynamic walking. Int J Robot Res, 9:62-82, 1990.

*51 参考文献：(1)Pavlov, P, Svendsen, JI, Indrelid, S. Human presence in the European Arctic nearly 40,000 years ago. Nature, 413:64-67, 2001. (2)Bramble, DM, Lieberman, DE. Endurance running and the evolution of Homo. Nature, 432:345-352, 2004.

*52 参考文献：Peeters, RR, Rizzolatti, G, Orban, GA. Functional properties of the left parietal tool use region. Neuroimage, 78:83-93, 2013.

*53 参考文献：Hihara, S, Notoya, T, Tanaka, M, Ichinose, S, Ojima, H, Obayashi, S, Fujii, N, Iriki, A. Extension of corticocortical afferents into the anterior bank of the intraparietal sulcus by tool-use training in adult monkeys. Neuropsychologia, 44:2636-2646, 2006.

1歳

「やりたい！」意欲に応えたい

一緒に食べるとおいしくなる？

一升餅《いっしょうもち》をかついで満1歳のお祝いをしました。一升は約1・8kg。意外にも、背負わされた娘は泣くこともなく、涼しい顔をしてヨチヨチ歩いていました。

先日、公園で娘と遊んでいたときのこと。ボールが転がっていくと、娘は私のほうを見てボールを指差しました。おそらく「取れ、取れ」ということなのでしょう。指示されるがままにボールを追いかけながら、「あれ、これは、もしや使われているぞ？」と気づきました（笑）。

この「指差し」は、人間としての成長の1つです。幼児は何か気になるものを見つけると、まるで「見て見て！」と言うかのように、指を差して、親に視線を向けます。興味や楽しさを人と共有したいからです。少し前までは、私が見ている視線の先を目で追うことはありましたが、今回のような「指差し」は、対人的に見れば逆のベクトルになります。なぜなら、他人が見ているものを私も見たいのでなく、私が見ているものを他人にも見てほしいということですから。こんなちょっとした変化にも、つい職業柄か、脳の成長を感じます。[*54]

食事も自分1人で食べさせてもらうのはイヤがり、家族そろって一緒に食べると喜びます。だから昨日も3人でテーブルを囲んで食べました。いかにもヒトらしい社会性が出てきています。

自我もだいぶ芽生えてきて、ご飯を食べさせようとすると、先月までは「自分で食べたいから」とスプーンに手を出しましたが、今では、親が持ったスプーンを手で押して拒否します。靴を履いて外に出れば、ベビーカーには乗りたがらず、自分で歩きたがります。早くも私からの独立がはじまっているようです。ちょっとさみしい気がしないではないですが、頼もしい変化です。

「能動的」に動いたときの快感は、「受動的」な行動よりも強い

「動きたい！」という欲求が強いせいか、娘は袖が長すぎる服は、手や指が引っかかって自由にならないからイヤがるし、動きにくい靴下もすぐに脱いでしまいます。

布団をかけられるのもきらいます。手足を動かしにくいからでしょう。掛け布団も、その上でよく寝ています。自分の動きの妨げになるものがイヤなのですね。動物は漢字で「動」く「物」と書きます。人間も動物です。「自ら動きたい」という欲求を本能的に備えた生物なのでしょう。

以前、ネズミの脳を調べていて気づいたことがありました。ネズミのひげにものが触れたときの脳活動を測ると、同じものに触れる場合でも、自ら積極的に触わりに行ったとき（アクティブタッチ）は、他者によって触れさせられたとき（パッシブタッチ）に比べ、10倍くらい強い脳反応を引き起こすのです。*55 能動的に行動するほうが、脳が強く活性化する。そんな脳の原理を知っているだけに、ベビーカーに乗って受動的に動かされるよりも自分の足で歩いて移動したがる娘に、できるだけ欲望通りにさせています。

そもそも脳は、自ら決断して、積極的に行動することによって成長しますし、人間にとって能動的に動いたときの快感は、受動的な行動よりもずっと強いものです。だから、食事のときに娘がお皿を散らかしたとしても、「これはアクティブな行為の一環だ」と、割としたい放題にさせています。後で大人が片づければいいだけのことですから。でも、先日はわが家の愛犬ボウルの飲み水のお皿で娘が遊びはじめて、お皿に両足を突っ込んでぴちゃぴちゃ。そこまではよかったのですが、その後、水をすくって飲みはじめたので、さすがに止めました。

それにしても、娘を家に迎えてからというもの、どうしてもバタバタとしがちで、「1年経ったぁ」という感慨にふける余裕がないのが正直なところ。でも、子どもと一緒にいると、一瞬一瞬が楽しいものです。特に、帰宅して「ただいまあー」と玄関から入る私を見たときの娘の瞳は、本当に輝いて、心から喜んでくれているのがわかります。いずれ年頃になれば、「お父さん、ウザい」などと言われる日が来るかもしれませんが、今のところは無条件に好かれていて、それも毎日を充実させてくれる理由の1つです。

もちろん子どもは、そんなふうに未来や過去のことを考えず、一生懸命に今を生きています。昨日も間違えて、娘に足をひっかけて転ばせてしまったのですが、泣いた10秒後には笑顔で私に近づいて来てくれました。すぐに過去を水に流してくれるなんて、寛大ですね（笑）。

こぼれ話

毎朝「バイバイ〜！」と見送ってくれる娘。でも、玄関のドアが閉まって、私が見えなくなった途端、泣き出します。扉の向こうの泣き声に後ろ髪引かれる思いで出勤。まだ、バイバイの意味もわからず、私の仕草をマネしているだけなのですね。

＊54　追記すれば、この頃の子どもは親の表情を観察しながら、今自分がしていることがいいことか悪いことかを読み取ることもできます。だから、「見て見て！」と視線を向けてきたら、こちらも笑顔で返すことが大切です（参考文献：Sorce JF, Emde RN, Campos JJ, Klinnert MD. Maternal emotional signaling: Its effect on the visual cliff behavior of 1-year-olds. Dev Psychol 21:195-200, 1985.）。

＊55　参考文献：Krupa DJ, Wiest MC, Shuler MG, Laubach M, Nicolelis, MA. Layer-specific somatosensory cortical activation during active tactile discrimination. Science, 304:1989-1992, 2004.

もっと詳しく！
大人の脳育ちコラム
読字障害とIQ

IQ（知能指数）は生涯あまり変化しません。[*56] 11歳の時点と79歳の時点でIQを測定しても、60％以上は一致します。そんな事実から、IQが遺伝することが想像できるでしょう。例えば、遺伝的に関連のない、赤の他人2人を無作為に選んで、IQがどれほど一致するかを調べると、相関係数はゼロと出ます。つまり偶然の確率でしか一致しません。ところが一卵性双生児（同じ遺伝子セットを持った2人）の場合、幼い頃に里子に出して異なる環境で育てられても、IQの一致率は70％以上に達することもあります。[*57]

こうしたデータを見ると、残念ながら、才能は生前から決定している「運命説」を受け入れざるを得ないように感じますが、この考えは短絡的です。実際、脳は経験や学習を通じて、知恵や知識を身につけて、立派に成長していきます。つまり、知能は教育によって高まるのです。

実は、IQが考案された元来の目的は、できるだけ環境や教育や年齢によって影響を受けないような、安定した指標を作ることにありました。つまり「遺伝子で決まる能力」を計測するためです。生まれながらの純粋な能力を上手く測定できるように長年改良を重ねられてきたのです。逆に言えば、IQの遺伝率がせいぜい70％止まりであるという事実は、IQテストにはまだまだ改善の余地があるということです（ということは「乳幼児のIQを高める」ことを謳《うた》った早期教育プログラムは、IQの歴史的経緯から見て、滑稽《こっけい》です）。

IQ以外にも遺伝する能力は多くあります。例えば、読み書きの能力や計算力などです。こうした能力は個人差が大きいことが知られています。文字や数字が使われはじめたのは、せいぜい過去1万年以内ですから、長い進化の観点に立てば、脳回路にとって文字や数字は、突然現れた不自然なモノです。上手に扱えなくても不思議ではありません。

こうした「新参能力」の遺伝的影響のなかで、比較的研究が進んでいるのは「読字障害（失読症、ディスレクシア）」です。読字障害は「文字を読む能力が低い」という症状です。知能が正常な人も少なくなく、なんと、学童の5～12％が該当すると言われています。[*58] 無視できない数値です。原因は複雑で、少なくとも数十の候補遺伝子が疑われています。特にDYX1C1と呼ばれる遺伝子の変異は有名です。[*59]

実は、私は自分自身に読字障害の傾向があると感じています。例えば、私のメール文は誤字脱字だらけです。周囲には、雑に書きなぐっていると思われているようですが（そういうときもありますが）、最低でも2回、通常は5回ほど読み返してから送信しています。それでも、ミスを見落とします。

かつて、自分の遺伝子を検査したところ、確かにDYX1C1にDNA変異を、しかも二重に持っていることがわかりました。

思い返せば、受験生の頃、国語（現代文）の設問文を、試験時間内に最後まで読み切ることができませんでした。ですから、以前から読字障害の兆候があったのは明らかです。ただ当時は、周囲の友人たちも同じだと思っていたのです。「読めないほどの文量を出題し、設問を時間内に効率的に解くことを試す」、それが「国語」という科目だと思っていたくらいです。

では、文字については何もできないのかといえば、そんなことはありません。脳は素晴らしい作りになっています。経験を通じて、不足した能力をほかで補う術を学ぶことができます。多少の困難や障害ならば上手く切り抜け、比較的不自由なく生活できるのです。読字障害の私でも、こうして世間に本を出すことができます。これが脳という臓器の素晴らしさです。

ともあれ、誰にだって遺伝子のレベルで、生まれついての個性があるものです。全ての遺伝子の組み合わせが完璧な「傑作」などいません。自分自身はもちろん、わが子についても、これは当てはまります。人は皆、凸凹です。周囲との比較にあくせくすることなく、個性をおおらかに見守る。と同時に、当人にふさわしい適切な対応と環境で、まっすぐに成長できるようにサポートする教育を心がけたいものです。

*56 参考文献：Deary IJ, Yang J, Davies G, Harris SE, Tenesa A, Liewald D, Luciano M, Lopez LM, Gow AJ, Corley J, Redmond P, Fox HC, Rowe SJ, Haggarty P, McNeill G, Goddard ME, Porteous DJ, Whalley LJ, Starr JM, Visscher PM. Genetic contributions to stability and change in intelligence from childhood to old age. Nature, 482:212-215, 2012.

*57 参考文献：Burt C. The genetic determination of differences in intelligence: a study of monozygotic twins reared together and apart. Br J Psychol, 57:137-153, 1966. ただし、調査によってばらつきはあります。

*58 参考文献：Katusic SK, Colligan RC, Barbaresi WJ, Schaid DJ, Jacobsen SJ. Incidence of reading disability in a population-based birth cohort, 1976-1982, Rochester, Minn. Mayo Clin Proc, 76:1081-1092, 2001.

*59 参考文献：Dahdouh F, Anthoni H, Tapia-P?ez I, Peyrard-Janvid M, Schulte-K?rne G, Warnke A, N?then, MM. urther evidence for DYX1C1 as a susceptibility factor for dyslexia. Psychiat Gen, 19:59-63, 2009.

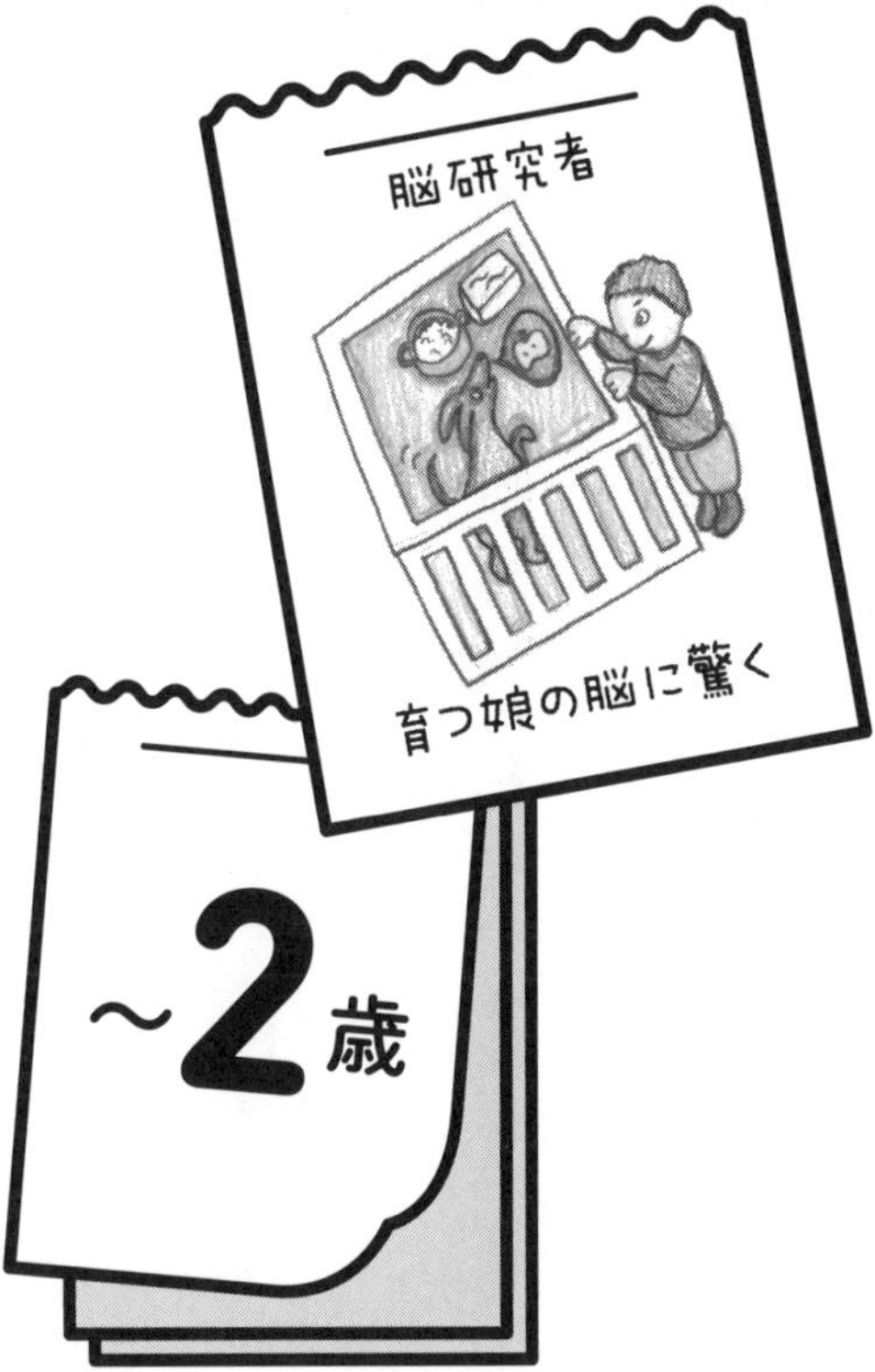

「自分」が生まれて
「あなた」がわかる

2歳までの子どもの脳育ちフロー

能動的な動きがますます増え、ついには「自分」という存在を認識します。それは同時に、そばにいる「あなた」を、ほかの誰でもない「あなた」だと認識していることでもあります。記憶する力、予想する力、想像する力、そして理解する力もぐんぐん育ちます。体当たりで「自分の希望が通る程度」を確かめるため、「反抗」がはじまる頃でもあります。

わが子の成長

一般的な発達過程

人は皆、個性的です。差があって当然です。成長の流れを頭に入れつつ、おおらかな目で見守る姿勢を大切にしてください。

・一人で歩く
・「ママ」「ワンワン」など意味のある言葉を話す
・自分でコップを持って飲む
・後ろから名前を呼ぶと振り向く ……など

・走る
・スプーンを使って自分で食べる
・積み木で塔などを作ったり、電車などに見立てたりして遊ぶ
・大人の身振りをマネする
・2語文を話す ……など

「一般的な発達過程」は厚生労働省発行「母子健康手帳」を参照

1歳
1ヶ月

適当だから人はすごい!?

愛犬「ボウル」がその他大勢の「ワンワン」に!?

最近、自己主張が強くなってきました。先日、家族で外出したときに、手持ちバッグを指差す娘。そこに大好きなおもちゃやお菓子がいくつか入っていることを知っているのです。そこで、1つを選んで、「これ？」とお菓子を差し出したら、欲しかったものと違ったようで、激しくイヤイヤをされてしまいました。空気が読めない私がいけないのでしょうが、こんなふうに娘の機嫌をうかがうことが増えてきました。

愛犬ボウルとは仲よしで「いいこ、いいこ」となでるのですが、娘の力がボウルにはちょっと強すぎるようで、ときどき「ウーッ」と唸《うな》られています。少し前までは唸られると泣いて逃げていたのですが、今はその程度の威嚇などは平気なもの。

ボウルのほうも、よせばいいのに、懲《こ》りずにまた娘に近寄っていきます。

以前から、娘は指を差して「ボウル」と名前で呼んでいましたが、外で別のイヌを見たときにも「ボウル」と呼んでいました。ところが最近、保育園で覚えたのか、イヌに出会うと「ワンワン」と言うようになりました。「ああ、ちゃんとボウルとほかのイヌを区別できるようになったのだ」と、私は思っていました。

ところが今度は、「ボウル」と呼んでいたわが家のイヌまで「ワンワン」と呼ぶようになってしまったのです。おそらく「ワンワン」というくくりの中に「ボウル」が入ってしまったのでしょう。かわいそうに。仲よしのボウルは、その他大勢のイヌと同列扱いになってしまいました。

言葉を獲得していくために必要な「適当さ」

「ワンワン」と「ボウル」の話で思い出したことがあります。例えばチンパンジーにフォークを見せて、並んだ単語リストから「フォーク」と書かれたカードを選ぶことを教えます。次にスプーンを見せて「スプーン」と書かれたカードがどれかを教えます。一種のかるたゲームです。訓練を積むと、物を見せただけで、正しいカードを選ぶことができるようになります。

そこで、今度は逆をやってみます。フォークやスプーンの実物を目の前に並べた上で、「フォーク」と書かれたカードを見せて、物を選ばせるのです。ところが、チンパンジーはフォークを選ぶことができません。

不思議です。ヒトならば、フォークを見て単語カードを選ぶことができるようになれば、逆パターンの選択、つまり、フォークと書かれたカードを見てフォークを選ぶことも自然にできます。チンパンジーにはそうした柔軟な対応ができないのです。

改めて考えてみましょう。このケースで、チンパンジーとヒトでは、どちらが正しいでしょうか。チンパンジーです。

ヒトは「AならばB」ができれば、教えなくても「BならばA」もできます。でも、正確には「AならばB」だからと言って、「BならばA」とは限りません。例えば、ボウルはイヌだからといって、イヌはボウルとは限りません。チンパンジーは「AならばB」と教えると、Aを見てBを選ぶようになりますが、その逆は学習しません。逆ができてしまうヒトの脳のほうが、実は非論理的で、「ずさんな推測」をやっているのです。

娘はボウルを「ワンワン」と言うようになりましたが、その様子を見た私は「うちの娘はヒトらしい適当さを持っている」と感動しました（笑）。言葉を獲得していくためには、こうした曖昧《あいまい》さやいい加減さが重要です。でないと「カテゴリー」という概念を理解することができません。例えば、目の前のテーブルに置いてあるものを「リンゴ」だと覚えたとき、お店で売っているものがリンゴとは別のものになってしまったら、「リンゴ」というカテゴリーが成立しません。つまり「リンゴ」が一般名詞として機能しません。

でもヒトは、実物や写真のリンゴだけでなく、風変わりにデフォルメされたリンゴのイラストさえも、「リンゴ」だとわかる柔軟さを持っています。チンパンジーにもリンゴの絵を見せて教えれば、リンゴと認識できますが、イラストレーターが極端にデフォルメしたリンゴの絵を見せたら、リンゴだとはわからない。チンパンジーは厳密で正しい分、かえって広がりがなく、融通がきかないのです。

さて、その後、ボウルがどうなったかと言えば……。娘に「これはボウル。あれはワンワン」と教えたら、やっと区別ができたようで、ひとまず「ボウル」に戻りました。[*60] でも、お散歩中にネコを見かけたら、娘は「ワンワン」と言うのです。カラスを見ても「ワンワン」。全部ワンワンだなんて、本当に脳は適当ですね！

こぼれ話

娘は乾杯が大好き。私はお酒、娘はジュースでよく乾杯をしています。先日は両手に2つの哺乳瓶を持ってぶつけ合い、1人で乾杯をしていました。ふむ、意味がわかっているのでしょうか。

＊60　この頃の幼児は睡眠することで覚えた単語を汎化させていきます。例えば、イヌと覚えても、その直後はある特定のイヌだけが「イヌ」でしかありません。しかし、昼寝や睡眠をとると、より全般をイヌと認識できるようになります（参考文献：Friedrich M, Wilhelm I, Born J, Friederici AD. Generalization of word meanings during infant sleep. Nature communications, 6:6004, 2015.）。

1歳
2ヶ月

3回続けば法則がある？

複雑に入り組んだ因果関係への理解

今月の大きな変化は、一連の長い動作ができるようになったこと。これまでもコップを持ってお茶を飲む、というような短い動作はしていました。でも、ここ最近は脱いだ洋服を拾い[*61]、廊下に出て、洗面所まで運び、ドラム式の洗濯機の中に入れて扉を閉める、といった長い動作ができるようになりました。おまけに洗濯機の扉を閉めると、嬉《うれ》しそうにパチパチと手を叩きます。全体で1分くらいかかる長い動作ですが、ある日、突然できるようになりました。普段、親がやっているのを見ていたのでしょう。服を拾う、立ち上がる、服を運ぶ……。一つ一つの動作は短いものですが、それをつなげて、全体として目的を持った行動となっていることは注目に値《あたい》します。

なぜなら「脱いだ服は洗濯機に入れるものだ」といった最終目的が理解でき、この目的のために、個々の動作の手順を踏むようになったことを意味しているからです。部分と全体の動作連合です。個々の手順そのものの意味でなく、それを適切につなげることで、1つの大きな目的が達成できることを掌握できているからこそ、一連の行動を連鎖させることができるわけです。これまでは「コップを倒したら、お茶がこぼれる」といった単純な因果関係だけでしたが、今月は、より複雑に入り組んだ因果関係への理解が深まりました。

1歳児も見いだせる！「二度あることは三度ある」

先日、私が家でくつろいで横になっていたら、娘がお腹の上に馬乗りになってきました。それだけでは飽き足らず、お腹の上でドスンドスンと暴れるのです。娘の体重は今10kgを超えたところ。さすがに痛くて、思わず私は足をバタバタとさせました。娘は「あ、おもしろい！」といった様子で、私がバタバタと動かした足を振り返って見ました。2回目も同じことを繰り返し、また足が動いたときは、キャキャキャと声を上げて喜びました。3回目になると、私が足をバタつかせるよりも先に、振り返って足のほうを見るように。

つまり、自分の行動がきっかけで、私の足が動くことを3回でもう推測しているのです。

そんな娘の様子を見ていて、「ベイズ推定」という理論体系を思い出しました。例を挙げると……。卵が10個入ったパックの1個を割ってみたら、腐っていました。そこで、もう1個割ってみるとまた腐っていた。さらにもう1個割るとまた腐っていました。残りの7個はどうなっていると思いますか? 大抵の人は「全部腐っている」と思うでしょう。1個目が腐っていたときは、「たまたまかな?」と思います。買ってきた卵が腐っていることなんて滅多にないですが、でも全くないというわけでもありません。しかし、2個連続したときは「ん、怪しい?」と少し疑問を持ちます。そして、3個目が腐っていたら、「きっと全部腐っているだろうから、捨ててしまおう」となります。

このように何かを繰り返すうちに、自分の中で確信を深めていくプロセスがベイズ推定です。日常のレベルでは、「二度あることは三度ある」のように、大体は2~3回やったら因果関係を想定しますが、1歳児の脳でも似たような推論が可能なのか! と、驚いたのです。

ベイズ推定の利点は、事象の表面にとらわれないで、その裏にある根本のルールに気づくことです。1回の経験で結論に飛びつかないで、「保留する」ことがベイズ推定の本質です。

ヒトの脳は、特にベイズ推定が得意です。その理由を私は「ヒトは言語を持っているからベイズ推定が上手に実践できるのだ」と思っていました。しかし、娘はまだ言語を獲得していません。つまり、「言葉があるから」ではなく、「ヒトの脳だから」、ベイズ推定が得意。ヒトの脳は、動物の脳の単なる延長ではなくて、「本質的に違う何かを備えているようだ」と、子育てを通じて、さらに実感するようになりました。

ただし、数回の経験から予測をするのは「判断が早すぎる」という言い方もできます。先ほどの卵の話でいえば、3個目で諦めるのは早いのかもしれません。[*62] ベイズ推定とは、いわば思い込みのこと。ときには早とちりも生み出します。このあたりは良し悪しですが、素早く「もうこれはダメだから次に行こう」と先に進む判断力・決定力・推論力は、大体の場面において無駄を省くことに役立ちます。

今、人工知能（ＡＩ）が隆盛しています。ヒトに近い知能、場合によってはヒトを凌駕する知能を発揮します。しかし、現在の人工知能には、ヒトとは決定的に異なるところがあります。それは学習に必要な情報量です。例えば世界チャンピオンを負かした囲碁ソフトは、1000万回近い対局を重ね、人類レベルに到達しています。ヒトの場合、プロ棋士でさえ一生に経験できるのはせいぜい1万対局。桁違いに少ない訓練量で、立派に上達するのがヒトの脳です。それは経験データに対する強い「信念」から生まれます。その一端を担うのがベイズ推定です。
私たちヒトは、そうした信念（つまり思い込み）に基づいて行動しています。ベイズ推定は私たちの心の成り立ちそのもので、複雑な経験則の綾《あや》から、独自の世界観を紡ぎ出し、自我や個性を確立させていく礎《いしずえ》です。

こぼれ話

朝、保育園に行こうとしたら、娘の靴がありません。
結局見つからずに、裸足のまま抱っこして園へ。
夜、仕事机に座ったら、なんとノートパソコンの上に靴が!?
娘のいたずらは予想外です……。

*61 まだ自分一人では服を脱げません。

*62 「みんなもっとお小遣いもらってるよ」「最近友達がみんな結婚しちゃう」と表現するときの「みんな」とは具体的に何人でしょうか。調べてみるとわかります。答えは3人以上です。数字の数え方に「1、2、たくさん(3)、ほとんど(4)」という冗談があるくらいです。このように3人以上になると、「だれそれが」という具体性が薄れ、「みんな」という抽象表現に変化します。「いつも遅刻する」「どこにでも売ってる」も似た表現です。

1歳 3ヶ月

予想は、生きるためにある

モノマネは想像以上に高度な行動

私が大げさな表情を作って「あー」と声を出すと「あー」と言い返し、「いー」と言えば、「いー」と言って、顔の表情を含めて、マネをするようになりました。表情のマネは簡単そうでいて、なかなか高度なことです。

マネをするためには、まず自分と他人の区別ができることが大前提[*63]。さらに、相手と同じ表情をしようと思う意図も必要です。そして、顔の筋肉をどんなふうに動かしたら、相手と同じになるのかを知っていることも必要です。相手が「あー」と言っているのは、目で見ればわかりますが、自分の「あー」の表情は見えません。自分の脳のどの神経回路をどう動かせば、どの筋肉がどう動いて、どんな顔になるかを理解した上で、初めてマネができる。モノマネは想像以上に高度な行動なので

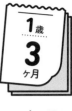

す。

モノマネは、社会のルールを自分の中に取り入れていくための最初の一歩です。マネができるようになると、自分の暮らす地域や国の文化や習慣が、外目にもわかるようにはっきりと脳に反映されてきます。日本で育ったら日本人の仕草になるし、アメリカの文化圏で育ったら、日本人であってもアメリカ人らしくなる。笑顔の作り方も、人類は大雑把《おおざっぱ》には同じだとはいえ、微細には各地域の文化が反映されています。そうした文化に溶け込むための第一歩は、モノマネです。ヒトは教えられなくてもマネをします。マネという行為は、それ自体が快感なのです。飽きずに繰り返しマネすることができる能力は、ヒトの才能です。

脳の一番大切な機能は「先手を打つこと」

もう1つの大きな娘の進歩は、先を予想するようになったこと。例えば私が「あいうえお」と言うと、娘はそれぞれ1音ずつマネをしてくれます。それだけではなく、私が「あいう」で止めると、その後「えお」と続けて言ってくれます。歌もメロディの途中までうたうと、その続きをうたってくれます。これには驚きました。

脳には様々な機能があります。しかし一番大切な脳の機能を1つだけ挙げよと問われれば、私は躊躇《ちゅうちょ》せずに「先手を打つこと（予測して対処すること）」だと答えます。記憶という脳の機能も何のためにあるのかと言えば、その知識を未来に生かすためです。記憶は未来の自分に贈るギフト。つまり予測のための準備です。娘はいよいよ、本格的な脳の使い方をはじめたのです。

「予測」は、野生の世界では、食料や外敵や繁殖などに備える機能を持ちますが、ヒトでは社会文化やコミュニケーションを築く土壌にもなっています。

脳研究で、会話をしている2人の脳の反応を同時に記録した実験があります。[*64]「話が弾む」とか「気が合う」というのは、どういう脳の状態なのかを調べた実験です。

気が合っている状態では、2人の脳の状態が同期して、脳活動の波長がぴったりと合っています。さらに調べると、話を聞いている相手の脳は、その話を聞くよりも、わずかに「前」に活動をはじめることがわかります。これは意外な結果です。

なぜ波長が合うかと言えば、相手の脳の状態が聞き手にコピーされるからでしょう。本来ならば、聞き手のほうがわずかに遅れるはずです。コピーするまでの時間差があるからです。ところが、会話がかみ合えばかみ合うほど、聞き手の脳部位の一部は、話し手の脳よりも前に活動をはじめます。順序が逆になるのです。その脳部位は「予測」に関連した場所です。つまり、相手がどんな内容を話すのかを事前に予想しながら、話を聞いているのです。そして、その「予想が当たる」ことこそが、会話がポンポンと弾み、「気が合う」と感じる状態です。実際、実験に参加してくれた当人たちに質問をすると、予想する脳部位の活動が強ければ強いときほど、より気が合っていると感じていました。予想が的中することは重要です。予想が当たると気持ちがいい。「気が合う」ことは気持ちがいいものです。

予想に関連して、娘に1つ大きな変化が生じました。「肯定」をするようになったのです。例えば「そろそろ起きる?」と聞くと、「うん」と頷《うなず》きます。一般的に子どもは、肯定と否定では、否定(「イヤ」「ダメ」など)のほうを先に言うようになります。否定は現在の状況をダメ出しするだけですから、比較的簡単です。一方、「うん」と言うのは、次に起こることを期待しているのです。「そろそろ寝る?」と聞かれたとき、「うん」と言えば、「ベッドに行って休むことができる」という予想。この場合、「うん」は未来に対する肯定。肯定ができるようになった娘は、少しずつ未来に対する「先手打ち」ができるようになってきたということでしょう。

こぼれ話

娘がキッチンに入っていたずらをしないように、開閉柵をつけています。ある日、愛犬ボウルが柵の隙間を抜けて台所に入ってしまったのを見た娘。ドンッと力いっぱいに柵を開けて、ボウルを外に出してあげました！　ずっと、開けられないふりをしていたのですね（笑）。

＊63 自分と他人が同じでないという認識は当然のようでいて、実は当然ではありません。生後3ヶ月頃の子どもは、隣の子が泣いたら、自分もつられて泣いてしまうこともあります。心理的に一体なのでしょう。

＊64 参考文献：Stephens, GJ, Silbert, LJ, Hasson, U. Speaker-listener neural coupling underlies successful communication. Proc Natl Acad Sci U S A, 107:14425-14430, 2010.

1歳 4ヶ月

ヒトとサル、どっちが幸せ？

ゴリラやチンパンジーになくてヒトにあるもの

アフリカに行ってきました。アフリカ大陸独特の漲《みなぎ》るパワーに惹かれ、これで5回目の訪問です。今回は薬理学の専門学会での発表が目的でしたが、その帰路で、野生のゴリラやチンパンジーを見るためにウガンダに立ち寄りました。あえてかっこよく言えば、自己研修の一環です。

野生のゴリラやチンパンジーは皆楽しそうで、のんびりしていて、幸せそうでした。「何で私はあくせくヒトをやっているのだろう？」と思ったくらいです。食べものはまわりにたくさんあるし、仮に食べ尽くしても、次の場所へ移動すればいい。ゴリラやチンパンジーの子どもはお腹がいっぱいになると、つるをブランコにして遊んでいる。定住する家も持たない。その日暮らしだけれど、とても平和そうです。

ゴリラやチンパンジーといった高等霊長目たちと、ヒトとでは、どちらが幸せでしょうか？　サルたちはたぶん、死も恐れないし、見栄や出世欲もないだろうし、誰かと比べたりもしないでしょう。その点、ヒトは小さな子どもだって「あの子のおもちゃのほうがいい」「いつもならおやつをくれるのに」などと比べる。良し悪しは別として、容姿や境遇を、他人や過去の自分と比べるのは、ヒトのクセです。

1200万年前にヒトはほかの高等霊長目と分かれ、現在まで進化してきました。[*65]ともすると、ヒトは「自分たちこそが進化の頂点にいて、地上最大の権利を持っている」と考えがちです。しかし、野生のサルを見ていると、そう考えるのは恥ずかしいと思えてきます。立派に生きている生物はたくさんいます。いや、本当は、今、地球上に棲息している全ての生物が「進化の頂点」だと言わなくては失礼だと思います。[*66]

さて、10日ぶりに家に帰った私を、娘は一瞬「あれ、誰？」といった表情で見ましたが、数秒すると、満面の笑みで興奮して、ソファーからすとーんと落ちてしまうほどでした。娘の喜びようを見て、ふと、気づきました。ゴリラやチンパンジーもコミュニケーションはとるし、立派な社会も形成している。でも、ヒトと比べて欠けているものが、もしあるとすれば、それはきっと笑顔です。娘が笑顔になった瞬間、「あ、やっぱりヒト科の中で人間が一番好きだな」と染み入りました。だって私はヒトですから。

子どもはまさに親を映す鏡

久しぶりに会って驚いたのが、歌がうたえるようになっていたことです。以前から鼻歌でメロディはうたっていましたが、今では歌詞がついています。しかも「ぞうさん」「チューリップ」「きらきらぼし」など、レパートリーも増えました。それだけ記憶する力が強くなってきているのでしょう。

これと関係があると思うのですが、数字も「11」まで言えるようになりました。私がいつもお風呂の中で、「肩までお湯に浸かって、20までかぞえるよ。1、2、3……」というのを1年ほど続けてきたからだと思いますが、でも、アフリカに行く前にはまだ言えなかったのです。

とはいえ、厳密に言えば、娘のやっていることは「数をかぞえる」ではありません。意味を理解しないまま、数字の「音声」を順番に丸暗記しているだけです。つまり、歌の歌詞を覚えたことと同じ理屈です。数学の能力が身につくのは、まだまだ先のことでしょう。

最近は、オムツを替えてほしいと、アピールするようになりました。おしっこかうんちかも教えてくれます。オムツのある場所まで行って、自分でオムツを手に取るようになったのもこの数日。でも、してしまった後に伝えるのは簡単ですよね。いつ排泄前に気づいて、事前に教えてくれるようになるのかが楽しみです。

帰国して一番おもしろく感じたのは、娘が「あれえ？」「ええ？」と言うようになったこと。妻の口癖です。先月は娘が、私が「あー」と言うと、表情も含めて「あー」とマネをすることを書きましたが、子どもはまさに親を映す鏡。ちなみに、私の口癖は「気合いだ〜！」です。仕事をする前などに自分に言い聞かせています。娘が自分で階段を上がったのに、こわくて下りて来られないときも、あえて助けないで「気合いだ！　気合いで下りるんだ！」。転んだときも助けないで、「気合いだ！　気合いで立ち上がるんだ！」。研究室での私のトレードマークなので、娘もそのうちにマネしてくれないかな、と思っていますが、妻には「やめて」と言われています。

こぼれ話

親のマネをするようになった娘。ふと見ると、お母さんの本を広げて読んでいます。ページをめくって熱心に10分以上も読み続けています。「えらいな。すごい集中力だ」と思って近づいたら、本の上下が逆でした……。

＊65 ヒトはサルの一種です。より厳密に言えば、ヒトは「哺乳綱・霊長目（サル目）・ヒト科・ヒト亜科・ヒト族」に属する亜種ですから、ヒトはサル目です。ちなみに、ゴリラやチンパンジーはサル目ヒト科の生物です。つまり、「ゴリラやチンパンジーはヒトである」と言っても広義には間違いではありません。ちなみに、ニホンザルはヒト科ではなくオナガザル科です。

＊66 地球上で「脳」を持っている生物は全体の0・13％にすぎません。つまり、地球を支配しているのは脳を持たない生物たちです。彼らこそが生物界の覇者で、脳を持ってしまった生物は、数値の上では少数派の「負け組」です。脳はエネルギーを浪費する臓器ですから、これを維持するためには、残念ながら、あちこちを移動して、たくさんの食餌《しょくじ》をとらなければなりません。最たる例はヒトです。体に比べて脳の大きいヒトは、燃費の悪さという意味では「ほぼ頂点にいる」と言っていいでしょう。

もっと詳しく！
大人の脳育ちコラム

「適当」という人間のかしこさ

「百舌《モズ》の速贄《はやにえ》」という言葉があります。モズが捕らえた獲物を枝などに刺して保存しておく行為のことです。ところが、その獲物は放置されて、忘れ去られてしまうことがよくあります。晩秋の風物詩です。こうしたことからモズは古来、自分が取っておいたエサを忘れてしまうほど記憶力が悪いとされてきました。また、「鶏《にわとり》は三歩歩くと忘れる」などとも言われています。総じて「トリ頭」は「物事をすぐに忘れてしまう」ことを指します。

脳の観点から言えば、実は、そんな事実はなく、トリの記憶力はびっくりするほど正確です。

例えば、ヒトにほんの少し歪《ゆが》んだ正三角形を眺めてもらい、1ヶ月後に「あのとき見た図形」を思い出して描いてもらうと、歪みのないきれいな正三角形を描きます。多少の歪みの誤差は、ヒトにとってはどうでもいいレベルで気にも留めないのです。

しかし、トリは、その微妙な差異を厳密に区別します。差があれば、別物として扱います。トリは写真に撮ったかのように風景を正確に覚えます。

実は、記憶が正確だからこそ「百舌の速贄」は忘れられてしまうのです。この意味がわかるでしょうか。モズになったつもりで考えてみれば瞭然《りょうぜん》です。今、獲物を刺した枝とその周囲の風景を、写真を撮るように「パシャッ」と正確に覚えたとします。でも、枯れ葉や枯れ枝は風が吹けば飛んでいってしまいます。すると、それだけで写真の記憶とは照合できません。つまり、「このエサは自分が刺した獲物ではない」と判断してしまう。

記憶は、正確すぎると実用性が低下します。いい加減で曖昧な記憶のほうが役に立つのです。

例えば、ある人物を覚えたいとき、「写真」のように記憶すると、ほかの角度から眺めたら別人となります。記憶には適度な「ゆるさ」がないと、他人すら認識できません。記憶は、単に正確なだけであっては役に立ちません。ゆっくりと曖昧に覚える必要があります。

この「ゆっくり」というのも、「曖昧」に加えて、もう1つの重要な記憶の要素です。最初にある角度から見た顔を「これがAさんだ」と覚えてしまうと、ほかの角度から見たときは別人になってしまいます。そこで、「これこそがAさんだったのか」と新たな角度からの顔を即座に上書き保存してしまうと、今度は初めの顔が別人になってしまいます。

これを解決する唯一の方法は「保留」です。すぐに結論に飛びつくのでなく、特定の角度から見た顔を、「これはAさんのようだ」と保留しておいて、また別の角度から見た顔も「これもAさんなのか」と認知し、保留を重ねていく。その上で、時間をかけて「両者の共通点は何か？」と、ゆっくり認知していかなければ「使える記憶」は形成されません。

ヒトの適当な記憶力は認知の核

一般に、記憶力のいい人ほど、想像力がない傾向があります。なぜなら、記憶力に優れた人は、隅々までをよく思い出せるため、覚えていない部分を想像で埋める必要がないから。普段から「よくわからない部分を空想で補填《ほてん》する」という訓練をしていないと、想像力が育たないのです。記憶力の曖昧さは、想像力の源泉です。

「ヘッケルの反復説」という学説をご存知でしょうか。左図のようにサカナもカメもトリもヒトも、受精した直後は、だいたい似たような外見をしています。しかし、その後、ヒトは成長していくと、サカナとは似なくなりますが、まだカメには似ています。さらに将来はトリのような姿になり……と、以下同様。つまり、あたかも胎児は、長い進化の歴史をなぞって成長するように見えるという学説です。これを専門家は「個体発生は系統発生を模倣する」と言います。実際には、多くの例外があるため、一時はこの「ヘッケルの反復説」を否定する声も強かったのですが、最近は、やはり「大局的には正しい」として支持されています。

「ヘッケルの反復説」は、記憶力についても当てはまります。記憶スタイルも進化の過程をなぞるように変わっているからです。幼い子どもほど記憶力が優れているように見えるのは、誤解を恐れずに言えば「まだ進化的に初期の動物みたいなもの」だと解釈することができます。子どもは「正確な記憶」が得意。だから、まだ充分に有用性を発揮しきれない。それが成長によって、大人らしい「曖昧な記憶」

ヘッケルの反復説

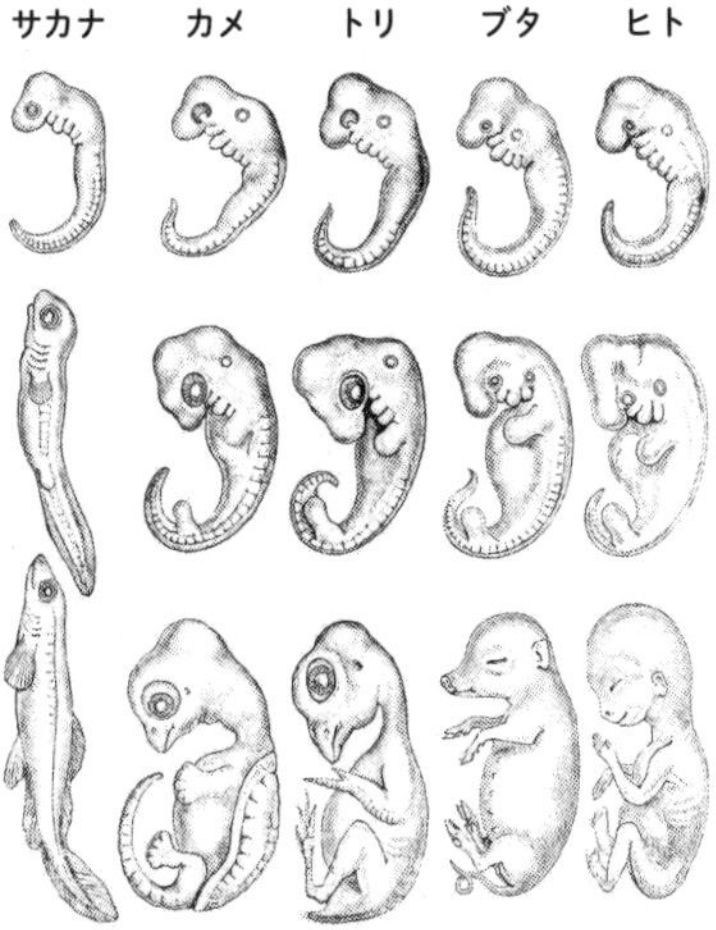

「Romanes GJ, Darwin and after Darwin,1892の図57,58より改変」

に成熟していくわけです。

ときおり「子どもは何でもすぐに覚えられてうらやましい」と言う方がおられますが、これは間違った考えです。残念ながら脳が未熟なために、正確な記憶しかできないだけのことなのです。

ヒトの脳はサルとは違い、成長とともに「曖昧な記憶」をする部分が発達していきます。ひらがななどの文字の認識も、ゆるやかな記憶の賜物《たまもの》です。記憶が正確だと、活字体の「あ」と、手書きの「あ」を、同じ「あ」として読むことができません。特定の1種類の「あ」しか読めなかったら、困ります。そういった点からも、ヒトの適当な記憶力は私たちの認知の核となっていることがわかります。

1歳
5ヶ月

「自分」が生まれた

鏡に映った自分がわかる＝「自分の不変性」に気づく

周囲の者が言う言葉が、さらにわかるようになりました。私が脱いだ服を「洗濯カゴに持って行ってね」と頼めば持って行くし、お母さんから「お箸を持って来て」と言われると、ちゃんとお箸を持って来ます。言葉が未熟なので、まだまだ双方向の対等な会話からは程遠いですが、そうして行動で応えてくれます。すると私や妻が嬉しくて喜ぶから、今度は「見て見て！」と言わんばかりに、頼んでいないものもいろいろと持って来てくれます（笑）。

この1ヶ月の大きな変化といえば、鏡に映った自分がわかるようになったこと。[*67]

ある日、娘は鏡の前に立つと帽子をかぶり、鏡に映っている自分の姿を見ていたのです。鏡に映った自分を認識できるのは、ごく一部の動物だけです。例えば、カラスやチンパンジー、イルカ、アジアゾウなどです。ちなみにアフリカゾウにはできません。イヌにも無理。イヌは鏡に映った飼い主はわかるけれど、よほど訓練を積まない限り、鏡に映った自分を自分だと認識できません。

そこで、娘が本当に、鏡に映った姿を自分だとわかっているかを確かめてみることにしました。娘に気づかれないようにそっと額にシールを貼り、鏡の前に連れて行くと……娘はすぐ額のシールをはがしました。顔のほかの部分に貼っても同じでした。大きいシールを貼ると、鏡を見てびっくりして泣き出しました。確かに鏡に映ったのが自分だとわかっているのです。

赤ちゃんは生後4ヶ月頃に、テレビに映っている人と、実際の人とを区別できるようになります。娘の場合、1歳3ヶ月の頃、写真の妻を見て「ママ」と言うようになりました。そして今月、鏡の中の自分がわかるようになりました。自分がほかの人とは違う、「個別の存在」であることを識別できるようになったと言ってもよいでしょう。人はまず、周囲の人を認識できるようになってから、自分を認識するようになります。つまり、順番としては、他人に気づいてから、自分に気づくのです。他人を観察する視線を、ある日、試しに己にも向けてみることで、「自分」という、他者とは決定的に異なる異様な存在に気づきます。[*68]

誰かを認識するには、不変性を見いだす力が必要です。例えば、子どもは成長して姿が変わりますし、大人も髪型や服装がいつも同じではありません。時間とともに変容するこの世界の中で、その裏にたたずむ同一性、つまり不変性を見いだすことで、髪型や服装が違っても、後ろ姿であっても、「お母さん」「お父さん」などと認識できます。鏡の中の自分を見ることとは、言い換えれば娘が、「自分の不変性」に気づいたこと。不変性は時間を超えて一定ということ。時間の感覚が強化されてきたからこそ、こうした不変性を認知できるようになったのです。

「パパの」「ママの」……誰のものかわかる

「自分」を認識することについて、もっと深入りしてみます。人間は成長とともに「自分」という統一した概念を築いていきます。例えば、夜寝て朝起きるまでの睡眠中は、意識が途切れています。なのに、なぜ翌朝目覚めたときに「昨日の自分と今日の自分が同じ」だとわかるのでしょう？　実を言えば、それは「わかる」のではありません。単に「そう信じている」だけのことです。自分は寝ている間に誰かとすり替わった別人だなどとは思わずに、特に明確な根拠もなく「自分は一貫している存在」「今日の私は昨日の延長上にある」と信じているのです。いや、そう信じ込まないと、「自分」は生まれません。自分を信じる力が自分を創発するのです。つまり、娘にようやく自分という存在への強い「信念」が生まれたわけです。[*69]

それと関連してか、娘は「パパ」と「パパの」という言葉を使い分けるようになりました。目の前にいるのは「パパ」で、このカバンは「パパの」と言ったように、「パパ」と「パパが使っているもの」を区別します。「パパの」「ママの」といった「これが誰に所属するものか」という表現を、私たち大人は意識せずに使いますが、これは結構高度な技です。1文字加わるだけで、指示する対象が、主体から付属物にすっかり変わるのですから。娘はまだ主語と述語を使うことはできません。しかし、この例のように、単語を組み合わせて（「パパ」と「の」で「パパの」など）、元とは違う意味を引き出すことができつつあります。自分の靴を指すときも、自分の名前を言って「〇〇の」とも言います。そして、散歩に行くときには、その靴を選んで持って来ます。

こうした言葉の変化と、鏡の中の自己認知はリンクしています。鏡に映った鼻は「自分の鼻」「これはパパの鼻」と区別できる。「これはパパの鼻……だから、指を突っ込んでいい！」と容赦なく指を突っ込んでくる娘。自分の鼻には突っ込まないのに……。

こぼれ話

語彙も増えてきている娘。「赤ちゃん」という単語も最近覚えました。先日、散歩中に自分と同じ年くらいの子どもを指して「あかちゃ〜ん」。それなら自分だって赤ちゃんでしょ〜⁉

＊67 一般に、生後4ヶ月頃から鏡に映っている自分の姿に関心を持つようになります。1歳を過ぎると「鏡像と実在は異なる」ということを徐々に理解するようになります。そして1歳半頃になってようやく、鏡像が自分の姿を映していることを認識できるようになります（参考文献：百合本仁子、1歳児における鏡像の自己認知の発達、教育心理学研究、29:261-266, 1981.）。

＊68 敵か獲物かを判断することは、野生の動物にとって文字通り「死活問題」。だから進化の過程で、まず他者を観察する能力を発達させました。しかし、他者を見る視線を、わざわざ自分に向けることは、生存には必須な要素ではありません。ですから動物たちは基本的に「自分」を観察することはしません。自分を自分の視点から自分自身で眺め、「自分」を意識できるのは、おそらくヒトだけです。逆に、もし周囲に一切の人がいない無人島で1人で育つと、おそらく「自分」には気づかないでしょう。

＊69 これは重要です。あくまでも「そう信じている」だけですので、哲学的には、「自分」は幻影もしくは虚構である可能性があります。

1歳6ヶ月

「2語文」で表現が広がった

文法を身につけるための専用の神経回路

両腕を振って歩くようになりました。ごく最近まで、歩くときには、やじろべえのように両腕を横に広げて、バランスを取っていました。転ばないことに精一杯といった感じです。今は、前に進もうという意志がより強くなったからでしょうか。腕を振ることで推進力を得て、スムーズに歩くような姿も、ときどきですが、見られるようになりました。

先日、近所で運動会がありました。初めて出場しましたが、走ることはまだできないので、かけっこはビリから2番目でした。親の勝手な自己満足ですが、3月生まれですから、なかなか上々の出来でしょうか。そもそも「かけっこ」の意味を理解できるかを心配していましたが、きちんと「ゴールする」という目標を達成できたことに感激しました。

　こうした見逃せない変化は毎日のようにありますが、今月の最も大きな変化は、なんといっても2単語期に入ったことでしょう。2つの単語を組み合わせて2語文を話すようになったのです。最初にしゃべった言葉は、なんと「ママこわい」。本当に意味がわかって言っているのかは知りようもありませんが、そばで聞いていた私は思わず「正解！」と頷《うなず》きました（笑）。妻は、娘の発言には納得できない様子でしたが、2単語期の到来を認めるためにも、しぶしぶ喜んでいました。

　以来、娘は「あれとって」とか「ママおきて」などのように、2つの言葉をつなげて発話することが増えました。2語文の素晴らしいところは、単語の組み合わせによって表現の幅が飛躍的に増えること。

　2語文を聞いていて、不思議に思うのは、「ワンワンおいで」とか「ワンワンいる」と、必ず名詞のあとに形容詞や動詞をくっつけることです。国語の授業を受けてはいないのに、自然と母国語の正規な文法に則って、単語をつなげているのです。わずか1年半のヒアリング練習だけで、こうして文法を習得できるのは、文法を身につけるための専用の神経回路が、ヒトの脳に備わっていると考えるのが自然です。[*70]

　さらには「これなに？」「あれなに？」を連発するようになりました。普段目にしていくものだけでなく、初めて見た特徴のあるものを指差して聞いてきます。テレビにイルカが映ると「あれなに?」。特に生きものに興味があるようです。でも、本当に知りたくて質問しているのか、親が反応して答えてくれるから、それが嬉しくて言っているのかは正直よくわかりません。これがまたしつこいくらいの頻度ですが、面倒くさがらず、全て答えるように努めています。

崩壊と再構築を繰り返し、自分固有の世界観を築き上げる

言葉が発達すると同時に、行動も複雑になりました。最近は娘の要求もより細やかで高度になってきました。例えば、好きな歌の映像が入ったDVDを私のところに持って来て、自分が聴きたい歌のフレーズを目の前でうたうのです。おそらく「DVDの中のこの歌をかけて聴かせてほしい」とせがんでいるのでしょう。

ほかにも積み木が上手になってきて、ときには10段くらい積み重ねることもあります。ただし、大抵は途中に、小さな積み木を挟んでしまうので、数段目で崩れてしまいます。まだ大きさの概念がないようで、大きいものから順に積んだほうがバランスがよいことまでは理解していません。

それから、私が「緑色の積み木を積んで」と言ってもまだわかりません。「みど

り」という言葉は知っているようですが、積み木に塗られた色をまだ理解できない様子です。イヌについてはどんな犬種でもイヌだと判別できるようになったので、名詞の普遍化はできるはずですが、ものに付随する特徴、例えば色や大きさの概念を表す名詞は、まだ娘には難しいようです。

ところで最近、「パパ」と言えなくなってしまった数日間がありました。この間、私の呼称は「ママ」になってしまいました。「ママ」と私を呼ぶのです。パパという存在はわかっているのですが、「ママ」と混同させてしまった。その後「パパ」が復活したのですが、おもしろいことに、こうして新たに分離生成した新規の「パパ」は、以前の「パパ」よりも高度化して、より複雑に2語文に活用されていました。

これは重要なプロセスです。一度習得した言葉や概念は、その後、固定されて一切変化しないわけではなく、自分の中で概念を作っては壊し、作っては壊しを、繰り返して深化させていくのです。この生成崩壊のプロセスの過程で、ほかの要素を取り込みながら意味を再構築し、知識や概念を成長させていきます。

これは大人でも同じことで、新しい見方が加わると、それまでの価値観が崩れますが、しかし、その知見を取り込みながら新しい基準を自ら構築していきます。崩壊と再構築を繰り返しながら自分固有の世界観を築き上げていく。これを人生のこんなに早い時期からはじめるのかと、子育てをして初めて気づきました。

こぼれ話

娘に何かをしてあげると「ありがとう」ではなく、「どうも」と言います(笑)。私のマネのようです。お茶を飲んだときにも「プハ～」。これは私がビールを飲んだときのマネ。うむ、気をつけなくては……。

*70 参考文献：Chomsky, N. The logical structure of linguistic theory. Plenum Press, 1975.

1歳7ヶ月

泣いた子がすぐ笑わなくなって……

他人の「痛み」がわかる⁉

先月から2語文を話すようになった娘。最近は自分の鼻を指差して「〇〇のはな」、私の鼻を「パパのはな」と言葉で言うようになりました。

「痛い」という言葉や概念もよくわかってきたようです。親が見ていないところで指を挟んだりすると「いたい、いたい」と言いながら、「ここ挟んだ」と、挟んだ場所を指し示して教えてくれます。

「かゆい」という言葉も理解できるようになりました。最初は「かゆい」ときも、「痛い」と表現したのですが、「これは『かゆい』って言うんだよ」と教えたら、区別できるようになりました。表現する単語を獲得することを通じて、「痛い」から「かゆい」を切り離すようになったのです。表現する言葉を手にすることで、理解のレベルが細分化されていきます。

そんなある日、娘は「かゆい」と言って、私に右手を見せに来ました。すると、左手を出して「こっちない」と言うのです。つまり「右手はかゆいけれど、左手は何ともない」ということです。何気ない言葉ですが見逃せません。なぜなら、娘は「身体が左右対称にできている」という事実に加えて、「右手と左手は別のもの」であると認識しているからです。こうした複次元的な空間概念を、今まさに獲得しつつあるのでしょう。

ところで昨日、保育園に娘を迎えに行ったときのこと。娘が歩いて帰りたがったので、私は空のベビーカーを押していました。エレベーターに娘を先に乗せ、私も乗り込もうとしたら、ちょうど扉が閉まり、私は挟まってしまいました。するとそれを見た娘が「パパ痛い」。これには少し驚きました。こんな幼いうちから、他者が痛い思いをしていることがわかるのです。

他者の苦痛は、「痛み」という自分だけに閉じた主観的経験を、あえて他者に投影することを通じて、初めて掌握できるものです。「痛み」という、自分と世界を直結する生々しい実感があるのと同時に、痛みの非共有性がゆえに、自分と父親の間に決定的に存在する、自他の境界も意識している。

ただし、娘は決して同情心から「パパ痛い？」と心配してくれたわけではなく、単にそういう事実を指摘しただけなのでしょうけれど。

作業記憶の発達——「根にもつ」ことは成長の証

今月のもう1つの重要な変化は「作業記憶」が発達してきたこと。

作業記憶とは、文字通り、短い時間の記憶のことです。作業記憶は生きていく上でとても大切です。意識の根幹を成す大切な脳の原理と言われているくらいです。[*71] 脳の大切な機能、つまり適切に先手を打って現状に対処するためには、今まで経験してきた過去を、これから起きるであろう未来に橋渡しをする、一時的な情報保管が必要です。これを担うのが作業記憶です。単に作業を効率化するだけでなく、例えば自分が今まさに「自分という実存を体験している」という自我意識も、作業記憶の賜物《たまもの》です。自我意識も時間を超えて保存された記憶だからです。

赤ちゃんは泣いていても、おもちゃを見せるとすぐ笑い出すものです。記憶がもたないから、過去と未来がつながらない。子どもたちは、今その瞬間を生きているのです。娘も少し前まではそうでした。ところが最近は、その瞬間の記憶が少し長持ちするようになってきたように感じます。

そこで、ちょっとした試験をやってみました。パズルをしている途中で、「ジュースあるよ」と中断させてみたのです。先月までの娘なら、ジュースに気をとられて、パズルをしていたこと自体を忘れてしまいました。でも今はジュースを飲んでも、またパズルに戻り、続きをやります。短期の記憶、つまり作業記憶が発達してきていることがわかります。[*72]

ただ、作業記憶ができるようになると、「根にもつ」ようにもなります。遊んでいたおもちゃを友だちに返さなくてはいけないとき、以前なら取り上げた瞬間はイヤがっても、すぐに忘れてケロッとしていました。でも今は、取り上げられた事実だけでなく、取り上げた相手までしばらく覚えています。だからその友だちが帰り際に「バイバイまたね」などと言ってくれても、顔も向けません。ちょっと困りものですが、それも成長の証です。

こぼれ話

家族でデパートに行ったときのこと。
エレベーターの中で大きな声で元気に歌をうたう娘に、そっと「しーっ」と注意。
すると娘は大声で「しーっ」と私のマネ。もっと注目をあびてしまいました(汗)。

＊71 参考文献：Baddeley, A. Working memory and conscious awareness. Theories of memory, 1992.

＊72 これは作業記憶と同時に、「展望記憶」とも関係があります。展望記憶とは、これからやるべきことを覚えておいて、必要な時点になったらきちんと思い出す能力のことです。これが欠けていると、何かをしに隣の部屋に行ったのだけれど、それが何かを忘れてしまったり、出勤の途中で投函する予定だった郵便物を持ったまま職場に到着してしまいます。展望記憶とは洒落た言い方をすれば「未来の記憶」とも言えるものです。

1歳8ヶ月

色はいろいろ

「イヤイヤ期」があるから学習できることが増える

誰もが通る道とは知っていましたが……ついに娘にも「イヤイヤ期」がやってきました。いわゆる「第一反抗期」です。

これまでも「これがイヤイヤ期なのかな?」と予兆させる程度の反抗はありました。しかし、ここ1ヶ月のイヤイヤぶりはレベルが違います。すねて床に横になれば、もう何をしてもダメ。「食べるの?」と聞いても「ノン」。「食べたくないの?」と聞いても「ノンノンノン」。「遊ぶの?」「遊びたくないの?」にも全部「ノン」……。

ちなみに娘は「イヤ」ではなく、「ノン」とフランス語風に言うのです。教えたわけではないのに不思議です。

イヤイヤ期は自我を成立させるために大切な過渡期だと言われています。「無理に押さえつけてしまうと、自己表現が上手くできない子になる」などと発達心理学では言われています。それが本当かどうかはわかりませんが、「なるほど、こうして自我を確立していくのか」と思いながら娘を見守っています。

普段は深入りせず、一歩離れて見守っていればいいのですが、朝の出勤前など急いでいるときには、そうもいきません。「イヤイヤ」の兆しが見えたときに丁寧に火消ししないと、後の祭りです。さらに時間を取られることになります。

もしイヤイヤ状態に入ってしまったら、私は娘を抱いて鏡の前に連れて行くようにしています。そして「ほら、泣いている子がいるよ～」と鏡を見せるのです。今のところは、これで泣きやむことがあります。多少すねてはいますが「泣いてるのは誰？」と話しかけると、会話が成立します。鏡を通じて自分を客観視させることが、なだめるきっかけになるようです。

このように第三の視点を導入する自己観察は、理解力や忍耐力を養成していくことにもつながります。つまり、イヤイヤ期があるからこそ、学習できることが増えるという言い方ができます。*73

言葉があると「認識」できる

言葉を獲得することによって、物事の微妙な差異を認識できるようになることは既《す》に述べましたが、これを改めて強く感じたのが、色の識別です。この1ヶ月で、娘はたくさんの「色」の名前を覚えました。

娘が最初に言えるようになったのは「黄色」と「赤」。当初は「青」は難しかったようです。ある日、青い積み木を見せても、「赤」と言うので、赤い積み木を持って、「赤はこれだよ」と見せました。次にまた青い積み木を見せると、今度は「黄色?」(笑)。そこで黄色い積み木を見せて「黄色はこれ。さっきのは青」。これを20回くらい繰り返しました。するとその夜、娘が寝言で……「あお、あか、きいろ!」と元気よく言っていて……。さすがに先の特訓はやりすぎだったかな、と気の毒になりました。

ところが翌朝、青い積み木を見せて「これは何色?」と聞くと、すんなり「あおー」と笑顔で答えたのです。睡眠中に記憶が定着することは、脳研究ではよく知られた話ですが、こんな幼い頃から、寝ている最中に言葉を吸収していくのだなと実感しました。今では「青色はどこかな?」と言うと、積み木に限らず部屋にある青いものを持って来てくれます。

3つの色の名前がわかると、あとは早い。すぐに「黒」「緑」「白」「ピンク」が言えるようになりました。すると、おもしろいことに気づきました。赤とピンクの中間の色の場合、「ここまでは赤」「ここまではピンク」というカテゴリー分けが、私と違うのです。

例えば、私たちが7色だと思っている虹は、光の色調スペクトルが並んだものですが、光の波長は連続的なエネルギー量によって決まるものなので、本来は7色に分けられるものではありません。でも、私たちは「赤」「橙」「黄」「緑」「青」「藍」「紫」と対応する言葉を持っているから、虹の7色を見分けることができます。ちなみにアメリカでは虹は6色、中国では5色です。対応する言葉を持っていることによって、同じものでも見え方が変わってくるのです。

しかし、今回の娘のピンクは、同じ言葉を持っていたとしても、カバーする色の境界が、人によって異なることを教えてくれます。単語と分類——。色の識別は奥が深そうです。

体のパーツを示す言葉もだいぶ増えました。「肩」「腕」「肘《ひじ》」「手」「指」「腹」

「尻」「踵《かかと》」……。言葉を持つことによって、体も細分化できるようになりました。*74

ある日、娘は自分の体のいろいろな部分を指差して、私に聞きます。「これはなに？」「目」、「これは？」「耳」……と、次々に私に質問をして遊んでいました。そして、娘は自分の鼻を指差して「これは？」と聞くので、「鼻」と答えたら……なんと、娘が言ったのは「○○」、と自分の名前。もちろん「鼻」という単語も知っているのに、これは娘に一本取られた感じです。

こぼれ話

私の姿が見えないと、決まって妻に「パパは？　おしっこ？」と聞く娘。やめてよ、それじゃあ、まるでトイレの近い人みたい。

妻の姿が見えなくなると「ママは？　ねんね？」。

大まかに言えば、両方とも間違ってはいませんが……。

＊73 「イヤイヤ」が起こるのは、子どもの要求と社会の制約もしくは親の事情がぶつかるからです。子どもは、どこまでなら自分の要求が通るのかを探っているとも言えますし、親の忍耐を試しているとも言えます。この時期、親はつらい思いをし、ときに深く悩みますが、本来は、わが子のそうした心理的成長は喜ぶべきものです。P174からも参考にしてみてください。

＊74 1歳後半の幼児は「命名期」とも呼ばれ、ものには名前があることを認識しているため、しきりにものの名称を尋ねてきます。疑問を持つことによって使える単語が爆発的に増えます。命名期に300語ほどの語彙に増えるとされています。

もっと詳しく！
大人の脳育ちコラム

立体パズルと「メンタルローテーション」

積み木や立体パズル*75で遊ぶのは、脳の成長に有効です。なぜなら、「立体空間」のイメージを必要とする遊びだからです。積み木や立体パズルで遊ぶときには、「想像」「計画」「実行」「内省」という順次ステップを踏みます。ばらばらのパーツの段階で「こういうものを作ろう」と大ざっぱな方向性を「想像」して、これを達成するためにはどうしたらよいかを「計画」して、実際に「実行」します。そして、その結果が成功だったか否かを振り返る「内省」をします。

仕事、掃除、料理――。大人たちも実生活で同じ手順を踏みます。だからこそ、「想像」「計画」「実行」「内省」の原体験のある立体パズルは、大切な一歩を踏み出すための玩具だと位置づけられるのです。

しかし、立体空間のイメージを養うことの利点はそれだけではありません。キーワードは「メンタルローテーション」です。

メンタルローテーションはかしこさの基礎

「メンタルローテーション」とは、頭の中で自由に物体を回転させて眺める能力のことです。これは私たちの認知の基礎能力となっています。例えば、メンタルローテーションができないと、ある人を別の角度から眺めたときに同一人物であると認識できなくなります。あらゆる角度から見た映像を総合して得られたものが「同一人物」だからです（P123からも参照）。

　心の中の物体をローテーションさせるとき、大脳皮質の「上頭頂小葉《じょうとうちょうしょうよう》」という脳部位が働きます。この事実は非常に重要です。なぜなら上頭頂小葉は、物事を様々な視点から検討する能力を担う脳部位だからです。頭の中に仮想的に物体を置き、その周囲を移動しながら、あちこちから眺める能力です。例えば、サッカー選手がキラーパスを出すとき、上空からフィールドを見下ろすような視点から、他の選手の位置関係を把握しています。目線を自分の体の外部に置く、いわば「幽体離脱」

とも言える状態です。

　こうした自由な視点の移動は、何もスポーツ選手だけに必要な能力ではありません。いわゆる「立体思考」の基礎となっています。立体思考は「水平思考」と「垂直思考」に大別されます。「水平思考」は、ある問題の解決法を異なる問題に転用する能力こと。「あの問題はこの問題と同じ解法で上手くいきそう」などと推測する応用力です。「垂直思考」は、1つの問題を徹底的に深く掘り下げて考えていく能力です。ある事象に対して「さらに、その裏にはどのような原理が潜んでいるのか」などと分析していきます。いずれも柔軟なものの見方、つまり自在な視点の移動に基づく思考力です。こうした立体思考を司《つかさど》るのが、上頭頂小葉です。

「他人の視点」に立って考えることも、メンタルローテーションの能力の1つです。「この子は悲しんでいるのかな」と思い至るのは水平思考、つまり立体思考の一環です。つまり、メンタルローテーションは「気遣い」や「共感」にもつながっています。

　さらに、自制心や自己修正も、メンタルローテーションによって可能になる能力です。自分を外から眺めて「こういうところが私の悪いところだな」と気づく反省や、「私はここが得意だ」と気づく自己評価は、まさに立体思考の恩恵です。

つまり、メンタルローテーションは、人間的成長の駆動力。いわば人生のアクセルです。[*76]

「このリンゴは昨日テーブルにあったリンゴと違うね」「ナシとリンゴは似ているね」「リンゴは切ったら芯があるね。ならばナシはどうかな」……そんなふうに考えを広げていく。いわば「かしこさ」の通奏低音となるメンタルローテーション。

これを養う遊びが、積み木や立体パズルだと私は考えています。

＊75 2次元（平面）ではなく3次元（立体）に組み立てるパズル。完成形が決まっているものと、自由に組み上げていくものがある。

＊76 この考えを発展させて、その名も『メンタルローテーション』（扶桑社・池谷裕二著）という大人向けのパズル本まで出版してしまいました。

1歳 9ヶ月

「私」はどこにいる？

わからなくても、「うん、うん」とあいづちをうつ

成長するわが子を見ていると、昨日までできなかったことが、ある日突然できるようになったりします。そんなときには「すごい！」と、つい思うもの。先日、同年齢の子どものいる近所の10家族が一堂に会しました。すると、もっと進んでいる子もたくさんいることに気づきます。

例えば、ある女の子は、お母さんがお父さんのペンを借りて使うと「それ、パパのっ！」と怒るのです。所有権が別の人に移るのをイヤがるのですね。私の娘は、自分のものが他人に取られたときは怒りますが、他人のものが他人に取られることには無関心です。一方で、娘は色の数をたくさん言えることでは、ほかの子たちよりも進んでいるようです。子どもの成長は個性があってそれぞれですね。

娘は先月頃から、色などの、ものの特性を理解しはじめ、最近では「大きい」「小さい」という形状の付随概念もわかるようになりました。先日は「パパ、した」と言って、私が先に階段を下りるよう促すのです。このように「上」「下」という位置関係のほか、「前」「後」も言うように。娘が「みて」と言っても、私が振り返らないと「パパ、うしろ!!」(笑)。発達心理学的に見て、この時期の子どもが空間的な位置関係を本当に言語的に理解できているかどうかは、明確なことは言えませんが、その萌芽はすでに見られるといってよいでしょう。

娘は今、2単語期を卒業する時期に差しかかっています。これまでは「パパだっこ」や「ミルクちょうだい」など、2語文だったのですが、近頃は、助詞を使って「○○が△△している」とより正確に文法に則って話すなど、3単語、4単語をつなげて文章を作ることも増えてきました。

ただ、2単語期だった頃には言っていることが明瞭でよくわかったのですが、最近は、複雑なことを話そうと努力しているのか、言葉が聞き取りにくく、おしゃべりがかえって下手になったかのよう。つい大人のクセで「えっ?」と聞き返したくなります。

ところが妻の姿勢は違いました。娘の言葉を、ニコニコしながら「そうだね」と優しく受け止めているのです。なるほど。見習って私も「うん、うん」と笑顔で答えるようにしています。[77]すると娘は満足そう。その後で、妻と顔を見合わせて「さっきのは何て言ったのだろう?」と互いに推理を巡らせます(笑)。

「絵を相手のほうに向けて見せる」という行動

位置関係の認識と同時期に、娘は注目すべきある行動をするようになりました。娘はよく「クルクル」と言いながら円を描くと、「パパ、みて」と紙を手に持って私に見せてくれます。でも、描いた絵の表を自分のほうに向けたままなので、こちらには裏紙しか見えません。

ところが最近、私のほうに絵をひっくり返して見せるようになりました。ちょっとしたことに思えるかもしれませんが、私はこの変化を見過ごすことができませんでした。なぜなら、娘が「光の直進性」という物理学の大原則を理解したということですから(笑)。

ものが見えるのは、ものに当たった光が、その物体の表面で跳ね返って、瞳に入ってくるからです。しかし、その光路を遮《さえぎ》る別の物体があれば見えません。娘が絵を私のほうに向けたのは、そうした光の物理的な特性に適切に対処していることの表れ。加えて、そこには「自分からの見えと相手からの見えは異なる」という認識もあります。つまり脳の中で、他者からの視点を想定しているのです。これも「メンタルローテーション」（P149参照）の応用です。

専門用語では、自分を中心とした視点を「エゴセントリック」、外部から自分の立ち位置を見る視点を「アロセントリック」と言います。エゴセントリックは「見たものそのもの」なので、視覚機能の発達とともに早く芽生えます。一方、アロセントリックは自分から見たそのままの風景ではなく、視点を自分の体から離脱させて外部に置くことが必要です。つまり、娘の「絵を相手のほうに向けて見せる」という行動は、アロセントリックな視座の芽生えなのです。

ちなみに娘が描く絵は、私にはただの円の集合体に見えますが、娘にとっては「ちょうちょ」だったり「ワンワン」だったりします。だから「これなんだ?」と聞かれたときは緊張します。上手く当てられないと気の毒なので、「〇〇かなあ?」と推理しながら、クイズ風に答えています。

こぼれ話

散歩に出ると一人で歩きたくて、手をつなぐのをイヤがっていた娘。でも、このところ急に「て、つなぐー」と、自分からつないでくるようになりました。女の子からそんなことを言われるなんて久しぶりの感覚（涙）！

*77 子どもと真剣に向き合うことが大切です。心ここにあらずのおざなりなあいづちでは、コミュニケーションの安心感を得られないどころか、親への不信感につながりかねません。

1歳
10ヶ月

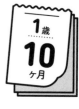

初めての「ウソ」

「いつ」「どこ」「何」――「エピソード記憶」

最近よく物がなくなります。昨日は朝から、財布が見当たらなくて大騒ぎに。飛行機の時間が迫っていたので、妻の財布からお札数枚とクレジットカード1枚をつかんで家を飛び出ました。昼頃、妻から出張先に連絡が入りました。娘が『これパパの。だいじ』と言いながら財布を持って来たよ」と！　私の財布を家のどこかに隠した娘が、今度はその「どこか」から財布を持って来たのです。これまでも娘は、部屋の隙間やソファーの後ろや冷蔵庫の中など、思いもよらないところに、いろいろなものを隠してきました[*78]。ただし、これまでは自分がどこに隠したかは忘れていたのです。今回はこれまでと違います。自分が「どこ」に「何」を隠したかを、覚えていたのは成長です。それだけ記憶が長持ちするようになったということ。自分が財布を隠したことを覚えていたから、探して持って来てくれたのです。ただし、私が家を出てから、だいぶ時間が経っていましたが……。

個人的な体験を覚えている記憶を「エピソード記憶」と呼びます。[*79] エピソード記憶には、少なくとも「いつ」「どこ」「何」の3つの要素があります。その3つが成立するのは大体、就学前後と言われています。それ以前の年齢では、例えば旅行に連れていってもらっても、覚えていないことが多いものです。娘の場合は、3要素のうち、「いつ」の要素はまだ曖昧ですが、「どこ」で「何」をという要素は、多少はわかっているのだなと、思うできごとでした。「エピソード記憶」の準備段階に差しかかっているのでしょう。

「ウソ」は高度な認知プロセス

さて、今月のキーワードは「パースペクティブ」。「遠近法」と訳されますが、脳科学的には「観点」「見通し」を意味します。例えば、目の前にないものを見通すときの基礎力になります。

先日、出先で遊んでいたときのこと。娘に「もう帰るよ。さあ、靴下をはいてね」と呼びかけたら、自分の靴下を手に持って、背中の後ろに隠し、「くつした、ない」と言うのです。まだ遊びたいから、靴下がなくなった、と「ウソ」をついたのです。しかも、「背後に隠す」のですから、相手の視界を把握した上でとった行動です。こうした一連の行為こそが、娘の脳回路にパースペクティブが発達してきていることを物語っています。

ウソは、認知的に高度な行動です。今までならば、同じ状況では「ヤダ！」と言って、まだ帰りたくないことを言葉で表現していましたが、今回は靴下を親から見えないように隠して（隠すのが下手なので実際には見えているのですが）、頭の中では「ある」のを知りながら、言葉としては「ない」を選択するわけです。

ウソをつくためには、少なくとも3つの状況が必要です。まずは何をしたいか、という「目的」を持つ必要があります。2つ目に、「自分は真実を知っている」けれども「相手は知らない」という自他の認知の差異を認識すること。3つ目に、その目的を達成するために、相手が真実を知らないことを前提とした「手段」を思いつくこと。これら3つの要素が合致して、目的と手段が合理的に一貫していないと、つまりパースペクティブがないとウソをつくことはできません。だからこそ、ウソは高度な認知プロセスなのです。

ところで、娘は過去形を使うようになりました。「食べる」のほかに「食べた」

「食べちゃった」などが言えるようになりつつあります。まだまだ動詞活用の初歩にすぎませんが、これは時間的なパースペクティブの芽生えです。現在の自分の立ち位置から、時間をさかのぼった昔の自分（今は目の前に存在していない「過去の自分」）を見通す観点があって初めて、過去形を用いることができるからです。

靴下を背後に隠すようになったことと、過去形を使うようになったことには、物事を見通す観点、つまりパースペクティブを得たという共通点があります。一般に、「前・後」「上・下」などの空間的なパースペクティブが生じ、その次に「過去・未来」など時間的な前後がわかるようになる、という順で獲得します。さらに、こうした空間や時間という物理的制約を離れて、心理的なパースペクティブへと展開した例が「ウソ」です。「相手は知らない」「バレない」というのは、心理空間のパースペクティブです。

さて、財布が見つかってほっとしたのもつかの間、ここしばらくテレビのリモコンが見当たりません……。妻と2人でさんざん探しても見つからないので、数日前にゴミ箱に「隠した」のかもしれません。ゴミの日は昨日でした。

こぼれ話

大好物は「おかわりちょうだい」とせがむようになった娘。
先日は、風邪をひいたので薬をあげたら「おかわりちょうだい」って言うのです。

*78 「隠す」と考えるのは、大人からの一方的な見方。娘は意地悪で隠しているわけでなく、真剣な遊びです。世界との相互作用として、物体の移動や交換を試みているのです。

*79 参考文献：Tulving E, Donaldson W. Organization of memory, New York: Academic Press, 381-403, 1972.

1歳11ヶ月

いいも悪いも親に似てくる!?

子どもの先生は誰?

いよいよ2歳になろうとしています。2年間を振り返ると、子どもが生まれる前と後では、時間の流れるスピードが全く違います。よく、子どもの頃は時間がゆっくりと流れ、年をとるほど早く流れるようになると言いますが、娘と生活することで、私自身がまた子どもの時間感覚に戻ったようです。一日一日が輝くように充実していて、何より子育ての楽しさを実感しています。

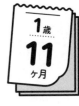

最近、子どもは親を本当によく見ているな、と思うできごとがありました。わが家では娘にエアコンやステレオのリモコンのボタンを「勝手に押してはいけないよ」と教えてきました。

ある日のこと、私が風呂を入れようと給湯ボタンをピッと押したら、それを見ていた娘に「こらっ！」と言われ、にらみつけられたのです。普段、してはいけない、と言われていたボタン押しを、親がしたので怒ったのでしょう。ちょっと驚くとともに「自分も娘にそんな怖い顔をして『こらっ！』って言っていたかもしれない」と思い当たりました。マネをされて反省です。

親のいいところも悪いところも区別なく吸収していく娘。そういえば娘が生まれてから、私は信号機を厳守するようになりました。私はもともと赤信号を守るほうではありましたが、今は近所の裏通りで、たとえ人通りがない場合でも、きちんと守っています。妻に「子どもが一緒にいると自分に厳しくなるよね」と言ったら、「そんなふうにがんばっても、大人になれば誰だって信号無視することはあるよね」と言われました。

いわば本音と建前の話なのですが、実は、この一言で急に気分がラクになりました。「規範にならなくては」とムキになっていた自分の姿に気づいたのです。子どもの価値観やモラルは、本人が自ら吸収して、築いていくものです。つまり、社会の一員として経験するなかで、自然に学んでいくもの。だから、規範の源は、親に限らず、周囲の大人や友だちや、あるいは書物やメディアなど様々です。

にもかかわらず、私１人が娘の先生であるかと勘違いしていたようで、過剰な自意識が恥ずかしくなりました。

言語コミュニケーションの礎を作るための「会話ごっこ」

この頃は、会話も以前にも増して成り立つようになりました。私が玄関先で「いってきます」と言うと、娘が「いってらっしゃい」と言って見送ってくれます。「ただいま」と言えば、「おかえりなさい」。私がくしゃみをしたときには「だいじょうぶ?」。一見、大人同士の会話のようにも見えますが、実のところ、娘は言葉の意味が完璧にわかっているわけではなく、おそらくシチュエーションに応じて、反射的に言っているだけなのでしょう。「この状況ではこういう言葉を返すものだ」という暗記リストがあるのだと思います。

こうした表面上の「会話ごっこ」を通じて、いずれ真の意味を伴った本当の会話が成立していきます。その言語コミュニケーションの礎を作るためのマネごとが、今どんどん増えてきています。

ところで、どうして娘がマネをしているだけだとわかったかといえば、じゃんけんをしていたときのことです。「じゃんけんぽん」「あいこでしょ」と2人で遊んでいると、娘が「パパのまけ〜」とか「〇〇(娘の名前)のかち」とか言うのです。

でも、実際の勝敗とは合っていない（笑）。つまり、単にその場の雰囲気に合わせて、反射的に言葉を発しているだけなのです。

これと同じことです。娘の「いってらっしゃい」は、確かに満面の笑顔ではありますが、あえて親の欲目に流されずに冷静に眺めれば、温かなねぎらいの感情が込められているようには見えません。機械的なシグナル送信に近いのです。

にもかかわらず、娘に「いってらっしゃい」と言われるのは、私自身とても嬉しいもの。自然と笑みがこぼれます。そうした笑顔のインタープレイ（相互作用）が、さらに娘のマネを促進させます。この陽気なループが、紋切り型の会話に、いずれ感情の伴奏を添えていくのでしょう。

じゃんけんや指遊びが好きな娘は、ピースサインが得意です。あるとき「こんなふうに小指を立てられる？」と私がやって見せたら、マネるのが大変なようでした。小指を立てようとすると、プルプル指が震えてほかの指が動いてしまう。5分くらいがんばると、ようやく小指が立てられるようになりました。そんな訓練は、脳の運動回路を精緻化させていくのでしょう。指が立った瞬間に「これこそ私のやりたかったこと」というふうに嬉しそう。これは「強化学習」（P287参照）と呼ばれる学習の一種です。達成感を快く感じることが、脳の学習を促進させるのです。

今では、コップで水を飲んでいる娘を見ると、ぴーんと小指が立っています。実は私もビールを飲むときに、自分の小指が立っていて恥ずかしいことがあります。お父さんと一緒じゃん、やめなよそれ！

こぼれ話

お風呂の底に沈んだおもちゃを、娘が足で拾い上げました。ちょっと行儀が悪いですが、本来は歩くための足を、それ以外の目的にも応用できる力が身についたんだなと、ふと嬉しくなりました。

2歳

文字に興味津々！

「温かい・冷たい」「軽い・重い」……物的性状の表現

2歳の誕生日に、箸を贈りました。2本の箸棒がトングのように上部でつながっている幼児用の練習箸です。驚いたことに、娘は最初から正しい持ち方をして、上手におかずをつまみました。最近の練習箸はよくできているものですね。もともと、私や妻が使うのを見て、ずっと自分の箸を欲しがっていた娘。危ないと思って手渡していませんでしたが、やはり試してみるものです。でも、今度は味噌汁やお茶などの液体も箸でつまもうとします。「それは無理じゃない？」と箸を取り上げるとスネてしまうので、自由にやらせています。

以前、娘が「大・小」「高・低」「前・後」「赤・緑」などの関係を理解したことを書きました。これらに共通しているのは「見てわかること」です。ところが最近、娘は「温かい・冷たい」「軽い・重い」などの物的性状も表現するようになりました。「温・冷」「軽・重」は見てはわかりません。触れて初めてわかる性質です。

さらに言えば、例えば水に触れたときに「温かい」とわざわざ口にするのは、単に温かいのではなく、「水だから冷たいと思っていたら温かかった」ということを暗に指します。「このボール、重い」と言うときは、軽いと思って持ち上げたら「意外と重かった」ということです。つまり性状の表現は、見かけと違う、自分の予想とは異なっていたという意外性の表意です。私たちは、まず頭の中で「きっとこれくらいの重さに違いないから、これくらい力を入れよう」と行動前にイメージして、筋肉を動かします。そして予想よりも筋力が必要だと「重い」と感じます。物的性状の表現を得たということは、自分の内面の予測と現実の世界を比較して、差異を認識する能力が芽生えたことの証拠です。

数が増えると「いっぱい」になる

今、文字にとても興味がある娘。[*80] そもそも文字は人工的な産物。脳にとっては不自然なツールです。言葉のない文明は古来ありませんが、文字を持たない文明は珍しくありません。つまり文字は、文明の発展や、生命の維持には必須ではないものです。そうした必須でない人工物に興味を持つのは、ある意味で、おもしろいことです。

娘はアルファベットやひらがなを覚えはじめています。先日、一緒に電車に乗ったら、車中の広告の文字を読みはじめました。文字を見ては「あ」とか「い」とか言っているのですが、ときどきわからなくなってしまうこともあります。そんなときに私が「それは『か』だよ」と言うとすごく怒られます。左手で私の口をふさぎながら、右手で頭をバシバシ叩くのです。私は娘を一度も叩いたことがないのに……。

でも、娘の気持ちもわかります。喉《のど》まで出かかって出てこないときは、自力で思い出せたら気持ちがいい。人から教わると、ちょっぴり悔しいものです。これと同じこと。娘も「自分で読むほうが爽快」だと感じているのです。

この事実はとても重要です。先ほど、「重い」などのように、予想と違うことを表現できると言いました。実は、予想と違うときには自分の思考回路を修正し、逆に予想通りだったり期待通り上手くいったりしたときには、その回路を「強化」します。これは既に説明した「強化学習」です。強化学習は、脳回路が「学習」する本質的な原理です。[*81]

つまり、「重い」という性状を表現できることと、他人に答えを教えられて「ムッとする」ことは、一見関係のない行為に思えますが、脳の共通原理から派生した現象です。

ところで、文字といえば、数字にも興味がある娘は、マンションのエレベーターに乗ると、階数のボタンが光るのを見ながら「いーち、にー、さーん……」と数字を読みます。とはいえ、「1」の次が「2」、「2」の次が「3」と数字の大きさが、順番に変わっていくことを理解しているかどうかはわかりません。私は「まだ数字の羅列を丸暗記しているだけだろう」と捉えていました。

ところがあるとき、外出先で道路脇に白い車がたくさん駐車してあるのを見た娘が「しろいくるま、いっぱい」と言ったのです。数字はものの数を表すものであり、どんどん増えて自分が知らない数字、つまり「いっぱい」になるとわかってきたようです。理解が少しずつ進歩しているようです。

もちろん、数字はもっと抽象的なもので、それがゆえに高い有用性を発揮します。そうした数字の利点を積極的に活用することは、娘にはまだできません。例えば誕生日ケーキのろうそくは「1、2」と数えられても、ぬいぐるみを「1、2」とはかぞえられません。いわゆる「数字の汎用性」には気づいていないようです。

話し言葉にも変化がありました。犬がいたので「ワンワンだね」と言うと、「ちがう、いぬ」と言うのです。「ブーブーじゃなくて、くるま」とも。赤ちゃん言葉を脱しはじめているようです。[*82]

また、「あかいくるま、いっちゃった」などのような、文章もだいぶ言えるようになりました。これに応じて、「おいしいバナナちょうだい」「くまのぬいぐるみ、かして」など、娘の要求も具体的な指示を含むようになってきました。だからでしょうか。コミュニケーションが以前よりもスムーズになり、子育てがさらにラクになりました。とはいえ、まだまだイヤイヤ期の真っ最中。「バナナちょうだい」と言われたときに、家にお目当てのバナナがなかったら、大変なことになりますが……。

こぼれ話

おもちゃの野菜をおもちゃの包丁で「ザクザク」と声に出しながら切る娘。
ある日、妻が台所でオレンジを切っていたら、
「ママ、ザクってるの？」と訊《き》きました（笑）。
わが家でしか通じない表現ですが、新しい言葉を作る応用力に驚きます。

＊80 私は、（計算や漢字とは異なり）ひらがなは早くから覚えておいてよいと思っています。もちろん、本人に興味があるということが大前提ですが。文字は便利なツールです。文字を読むことができると世界が一気に広がります。特に絵本は「親に読んでもらう」より「自分で読む」、あるいは「親に読んで聞かせる」ほうが、格段によいのです。詳しくはP200から。

＊81 参考文献：Sutton, RS, Barto, AG. Reinforcement learning : an introduction. (MIT Press, 1998). 詳しくはP244から。

＊82 「ワンワン」「ブーブー」のような擬声語を、総称して「オノマトペ」と呼びます。日本語には「チュンチュン」「パチパチ」「ナイナイ」のように音を2回繰り返すオノマトペが散見されます。ほかにも「キラキラ」「フワフワ」「ネバネバ」のような物的性状から、「ポリポリ」「トントン」「ノロノロ」のように動作の様子、あるいは「ドキドキ」「ワクワク」「イライラ」のように心的状態を表すものまで非常に幅が広く、世界一の表現数を誇ります。

もっと詳しく！大人の脳育ちコラム

イヤイヤには「時間までつき合う」のがわが家流

イヤイヤ期（第一反抗期）が存在する理由は何でしょうか？　イヤイヤ期は、言ってみれば、子どもの「ピュアな願望」と、大人の「社会の制約」（あるいは「親の時間や物理的な制約」）が衝突してしまう時期のことです。

イヤイヤ期は子どもの人間形成に必要なプロセスだと言われていますが、実は、本当に必須なのかは、科学的には証明されていません。しかし、成長過程から考えれば、子どもが「どこまで求めれば、限界にぶつかるのか」を、経験を通じて学ぶ機会になっているのは事実です。

子どもは「社会の制約」の塩梅《あんばい》をわかっていないため、振る舞いが行きすぎたり、行き届かなかったりします。そうした不適切な行動や要求は、当然ながら「社会」

という壁に衝突します。そんなときの周囲の反応や反撃を経験しながら、「常識」を習得していく。イヤイヤ期にそんな役割があるのは確かだと思います。

とはいえ、エレベーターに乗って、乗り合わせた人が「閉じるボタン」を押しただけで、「私が押したかったのにー」とスネる……。親にも防ぎようもない状況です。そしてまた、子どもにとっても、欲求が叶わなかった気持ちを、「イヤイヤ」と表現する以外の手段を持ち合わせていないわけです。

つまり、「イヤイヤ」は、自分の表現力不足にイラだっているとも言えますし、あるいはもっと積極的に「親を試している」とも解釈できます。親の忍耐力を「こんな程度のことで怒るのか」と試している。それとも親の包容力を試して、「こんなにイヤイヤを言っても、最後にはなぐさめて抱っこしてくれる」という期待もあるでしょう。

イヤイヤが起こったときに、甘やかすのがいいのか、厳しくつっぱねるのがいいのか。これは難しい問題です。イヤイヤ期が「周囲の反応をうかがって社会規範を自身に取り込む」という機能を持っているとすれば、スルーするよりも、「ダメなものはダメだ」ときっぱり伝えることが肝心だと言えます。

しかし私は、どちらかと言うと甘やかしてしまいます。甘やかすと言っても、要求をただそのまま受け入れることはしません。じっくり話を聞くのです。娘にはまだ充分な表現力はありませんが、自分なりに「どうしてイヤイヤしたのか」を自分なりに説明させます。私のこうした対応が科学的に見て正しいかどうかは、私にもわかりません。しかし、現状の自分にどう対処すべきかを、自分で考える力、そして忍耐する力を養ってほしいと思い、できるだけ論理的に説明させています。

もちろん現実には、大人の世界には仕事や家事が待っています。全てのイヤイヤにつき合っていたら、状況によっては洗濯や掃除ができない、保育園に送って行くこともできなくなります。だから、気をそらしてやるように対応をすることもあります（P143参照）。あるいは、制限時間を設定して、その範囲内ではイヤイヤに徹底的につき合うよう許容の線引きをします。制限時間までは真剣につき合うけれど、それを過ぎたら強制終了です。

しばらくはイヤイヤの気持ちを引きずっても、大抵の子どもは、そんなに尾を引きません。子どもの「根にもつ」は、大人とは違います。何日も何週間も引きずったりはしません。良くも悪くも、「今」に一生懸命なのです。

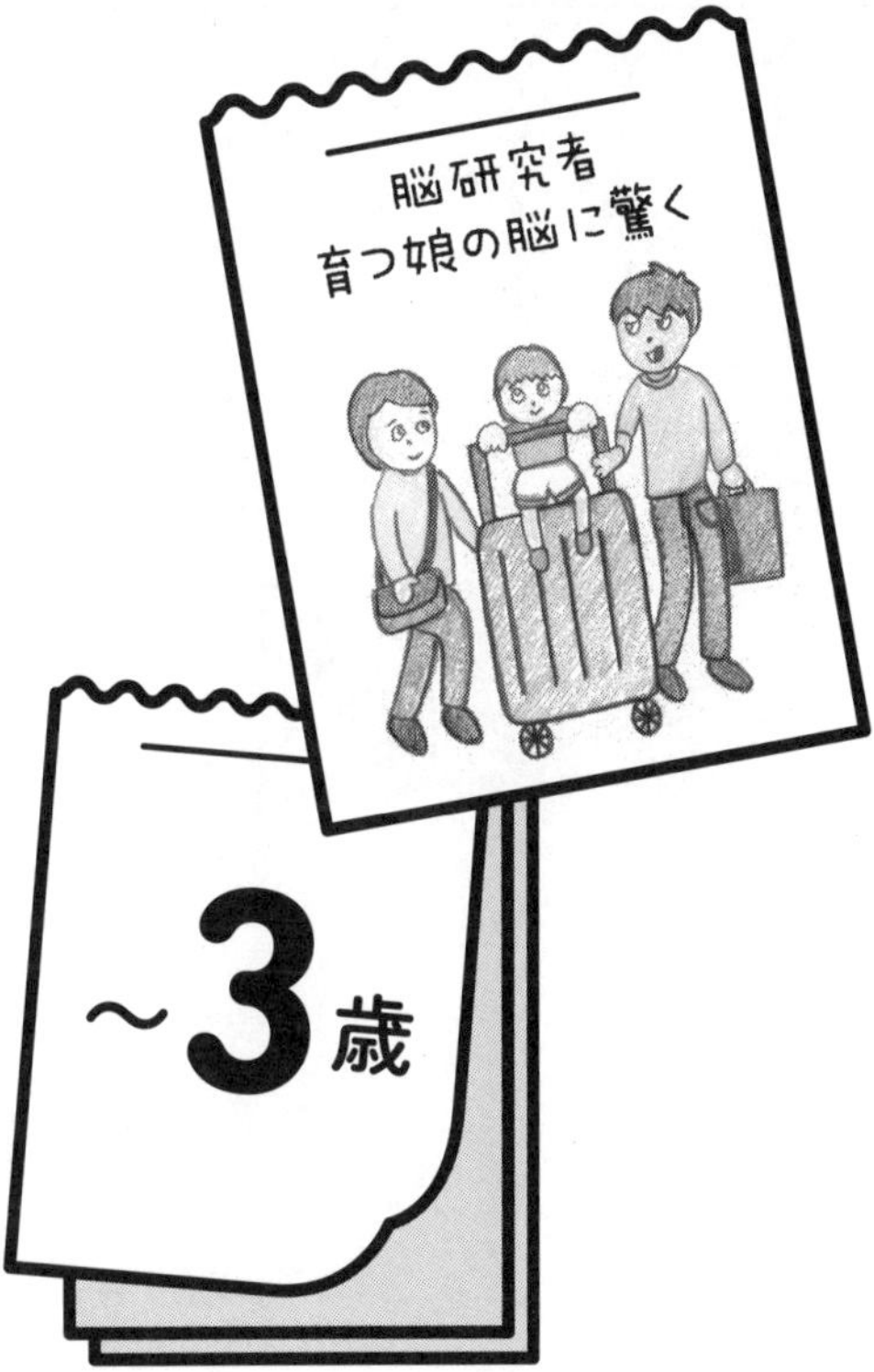

体で、言葉で、
コミュニケーション

3歳までの子どもの脳育ちフロー

話すことがどんどん上手になり、コミュニケーションがよりいっそうスムーズに。数字や文字が読めるようになれば、応用して数をかぞえたり、ものの名前を細かく覚えられるようにもなります。
「相手の気持ち」を想像できるようになり、気遣いやウソも高度になってきます。

わが子の成長　**一般的な発達過程**

人は皆、個性的です。
差があって当然です。
成長の流れを頭に入れつつ、
おおらかな目で見守る姿勢を
大切にしてください。

- 手を使わずに階段を上る
- クレヨンなどで丸（円）を描ける
- 衣服の着脱を自分でしたがる
- 自分の名前を言える
- 歯磨きや手洗いを自分でする
- ごっこ遊びをする　……など

「一般的な発達過程」は厚生労働省発行「母子健康手帳」を参照

2歳1ヶ月

「私」の不思議

見えない部分の「私」の存在に気づく

普段、娘は自分のことを自身の名前で呼んでいますが、ときどき自分のことを「私」と言うようになりました。きっと保育園のお姉さんやお兄さんが「それ、私の」などと言うのをマネしているのでしょう。きちんと理解して使っているかは、ときおり怪しいところもありますが、多くの場合、正しい使い方です。改めて考えると、「私」は不思議な単語です。「私」の本質は「相対性」にあります。個人名の場合は自分が呼んでも、ほかの人が呼んでも、誰かを特定できます。でも「私」は、娘が「私」と言えば娘を、友だちが「私」と言えば、その友だちを指します。「私」という言葉は、状況に応じて、変幻自在に指示内容が変化します。だから、物事の相対性が理解できなくては、使うことのできない単語です。

娘はこれまで「これは◯◯（自分の名前）のおもちゃ」「これはタロウくんのおもちゃ」というふうに、具体的な名前のラベルを通じて、自他を区別してきました。ところが「私」という言葉を導入することで「タロウくんから見ると、このおもちゃは『私の』」というふうに、関係性を相対化して、識別することになります。

「私」を使うようになったことと関連した変化がいくつかあります。例えば、娘が体調を崩したので、「どこが痛いの？」と聞いたら、「おなか、いたい」と言ったのです。既に書いたように、頭をぶつけたり、指を挟んだりして「痛い」と言うことは、これまでもありました。しかし今では、自分の体の内部の、外からは見えないパーツを「痛い」と表現できるようになっています。「私」が生まれたことで、私の体の相対化が進み、見えない部分の「私」の存在に気づいたのかもしれません。

消防車は何色？――「色の恒常性」の理解

朝、娘はおままごとをしていました。ぬいぐるみを寝かせて、布団をかけて子守唄をうたう。こうしたタイプのおままごとは以前からしていました。ところが今朝、娘は「空想おままごと」*83をしていました。お盆に見立てた「網」を持って来て、「おとうちゃん、食べる？」。網の上には何もなかったので一瞬「え？」と思ったのですが、娘は空気を手でつかむようにして「パンだよ」とすすめてくれました。私が食べるマネをすると「おいしかった？」と聞いて「お盆（網）」を部屋の隅に持って行きます。すると空想のパンを新たに載せて、おかわりを持って来てくれました。

空想おままごとも、自分の相対化と関係した変化だと解釈できます。自分を「私」と呼ぶことは、自分を抽象化することでもあります。絶対的存在である現物の「自分」を離れ、実体のない相対的存在に昇華させる。空想おままごとも、現物ではなく、実体を伴わない抽象的な遊びです。さらに現物ではない「空気パン」さえ持って来る。「私」という相対表現にも通じる、世界の扱い方の変化です。娘の心は、物理世界の束縛から解き放たれて、精神的な自由度を獲得したのです。

今月になって通じるようになった会話に、「交換条件」があります。これまでは「出かけるよー」と声をかけると、すぐ外に出たがった娘。最近では「日焼け止めをつけてから出かけようね」と言うと、きちんと外出のための「わが家のルール」[*84]を理解して、日焼け止めを塗ってもらうまで、我慢して待つようになりました。これも「私」によって自分が相対化したことに関係していると考えています。なぜなら、「相対」を理解することで、その反対の意味である「絶対」本質をより理解できるようになるからです。ルールや約束は、自分の内的欲望の外にある絶対条件です。娘の中に「絶対」が生まれたと感じるもう1つの成長が、「色の恒常性」の理解です。消防車が好きな娘に「消防車は何色?」と聞くと、「赤」と答えます。ところが、日陰に入った消防車を「何色?」と聞くと、今度は「黒」と答えていました。確かに日陰の消防車は赤には見えません。娘が言うことは光学的には「正しい」のです。

一方、大人は「日陰では物が暗く見える」ことを経験的に知っているため、日陰に入っても消防車は便宜上「赤」に見えます。これは「色の恒常性」と呼ばれる現象です。娘は最近、消防車が日陰に入っても、夜道で見かけても、「赤」と言うようになりました。色の恒常性という世界の不変性、つまり「絶対」性を習得したわけです。眼前の消防車の「見え」から解放され、頭の中にある理想像としての「赤い消防車」が誕生した証拠です。

ちなみに、娘が外出したがらないときは、「消防署に立ち寄りながら、お出かけする?」と交換条件を提示すると、素直に出かけてくれます。

こぼれ話

娘は鼻をかむことができるようになりました。「ふーんっ！」と勇ましく鼻をかむあられもない姿は、父親として心から喜んでよいのかどうか……。

＊83 今月からパパではなく「お父さん」と呼ばせるようにしました。まだサ行を発音できず「ちゃ」ですが。

＊84 人との約束は「我慢」を覚えるための出発点です。それはまた「間接的なしつけ」でもあります。「日焼け止めをつけたら→外に出られる」という条件（ルール）は、我慢をした後に「ごほうび」をもらうことに相当するからです。一歩先の「自制心」も含めて、詳しくはP287から。

2歳 2ヶ月

より細やかに器用になって

「同じ」と「違う」がわかる

娘はよく「いっしょだね」と言います。例えば、私と妻がつけている結婚指輪を交互に指差して「いっしょだね」。街の看板に星形を見つけると、自分の着ている洋服の星のマークを指差して「いっしょだね」といった具合です。こうした「同一性」の理解は、もちろん、先月の恒常性や絶対性を把握したことの延長にあります。

最近の大きな変化は、きっぱりと否定をするようになったこと。例えば「お腹、痛いの?」と聞くと、「おなか、いたくない」と言う[*85]。また、私がネコのぬいぐるみを指して、わざと「これはクマさんだよね?」と聞くと、「ちがう、ネコさん」と否定します。

こうした正確性の高い否定は、今までにはなかったこと。娘が「ネコはどういうものか」という概念をしっかりと把握しているからこそ、可能になったことです。ネコにもいろいろありますが、ネコとそれ以外の動物との境界線が、自分の中で明瞭になったから、「ネコはクマとは違う」と否定できるのです。もちろん、これは「同一性」を理解できることと表裏一体の関係にある能力です。

このように「同一」と「否定」ができるようになったのは、文字を認識できるようになりはじめたことと関係があるかもしれません。まだ「あいうえお」の5つしか読めませんが、しかし、「あ」の文字を、たとえ筆跡や書体が異なっても、「あ」と読むことができます。これこそが同一性です。「お」でも「め」でもなく「あ」と読むのは、高度な認知作業です。

アルファベットにも似た文字があります。「U」と「V」、「M」と「W」、「K」と「X」などなど。そうした微妙な違いを区別すると同時に、どこまで変形したら「別の文字」だと見なすべきかの線引きが、文字の認識には必須です[*86]。娘は保育園で年上の子に交じってアルファベット26文字を覚えたようで、私が「C」を指して「これは0だよね?」とわざと言うと、「ちがう、C」と否定します。

文字のほか、アリの種類を見分けて「大きいアリさん」「小さいアリさん」と言います。花も「タンポポ」や「チューリップ」などの種類がわかるようになってきました。文字だけに限らず、物事の細分化が進んだのです。これは、まさに「同一」と「差異」の識別能力が発達すればこそです。

ボタンかけが上手

細分化の一環で、娘は右と左がわかるようになりました。1歳になる前からハサミやクレヨンなどを右手（利き手）で持たせるようにしてきました。そのときは必ず「右手で持って」と言葉で表現して伝えてきました。そのせいでしょうか。気づけば右手と左手の区別ができるようになっていました。

例えば外出して、気分が高揚しているときには、よく娘が先に走って行ってしまうのですが、そんなときにも「左に曲がって」ときちんと言葉で伝えてきました。大人は「子どもはまだわからないだろう」と決めつけて、つい、「あっち」「こっち」などと簡単な言葉で指示しがちです。子どもの表現力が未熟なだけであって、実際の理解力は、大人が想像するよりもはるかに高いことは珍しくありません。娘はちゃんと伝えた方向に曲がって行きます。

今月、もう1つ目立った変化と言えば、指先が器用になったこと。手でキツネの形を作って遊んだりと、5本の指がかなり自由に使えるようになりました。コマを回したり、ビーズに糸を通すことはこれまでも得意でしたが、今は洋服のボタンをかけたり、ファスナーを上げ下げすることも大好き。ただ、相変わらず自分でやりたがって、私や妻が手伝おうとすると怒るのです[*87]……。

手先を使うパズルも好きな娘。その延長でしょうか、自分で破った紙なども破片を合わせてみます。私たち大人も、コップを割ってしまったら、元に戻るわけではないのに、欠片《かけら》を合わせたりしますね。「確かめたい」「試してみたい」という、探究心の基礎になるような心が、娘にもあるのだと思いました。

「手先を動かすと脳が活性化してよい」と、よく世間では言います。脳科学の専門家の立場から言えば、これが本当かどうかは正直わかりません。でも、今月の「細かな差異を認識できるようになった」と「手先が器用になってきた」の2つの変化は、どこかでリンクしているようにも感じるのは事実です。

さて、旅先の旅館の夕暮れに、縁側で娘と空を見ていたときのこと。娘が「お月さま」と月を指差しました。娘は月がどんなものなのかわかっているようで、いつの間にか月を、太陽や星とは区別して呼んでいます。一方で、昼間に月や星が見えないことは、まだわかっていません。

こぼれ話

翌朝、また縁側に出た娘が、

「あれえ？　お月さま、どこかにいっちゃった」と。

私は「昼間は太陽がまばゆいから月が見えないんだよ。月は自分で光っているのではなく、太陽の反射光が地表に届くことで間接的に見えているだけなので、青空の明度に比べて光量が足らないんだ」と説明をしましたが、全く興味がなさそうでした……。

＊85 本当に痛いときは「いたい」と言います。

＊86 いろいろな書体で書かれた「あ」を、全て同じ「あ」と読めるのは、人間の認知の「曖昧さ」ゆえ。詳しくはP123から。

＊87 自分でやりたがる心理的傾向は「コントラフリーローディング」と呼ばれます。脳は苦労せずに得るものよりも、労働を通じて得るものに価値を感じます。例えば、ガチャガチャを回しておもちゃを取り出すのと、同じおもちゃを単にもらうのを選択させると、ほぼ100％の子どもが前者を選択します。この傾向はサルやイヌはもちろん、鳥類から魚類まで、（ネコ以外の）ほぼ全ての動物に見られます（参考文献：Tarte RD. Contrafreeloading in humans. Psychol Rep 49:859-866, 1981.）。

2歳3ヶ月

話して、見せて、コミュニケーション

長い文章を話すようになって

ときどき4単語以上の長い文章を話すようになりました。例えば「私が、たまごをなげたら、こわれちゃった」といった調子です。つまり「自分の行動が原因で、結果として○○になった」という因果関係を理解した上で、今月は、それを言葉で表現して、説明できるようになりはじめました。

以前から、長い文章自体は話していました。でも大抵は「でね、おてがね、ワンちゃんがいてね、ピンクだったの……」と、意味が通じないただの単語のつながり（笑）。私と妻が会話をするのを聞いて、長い文章を話す雰囲気だけをマネしていたのでしょう。実際に意味が通じて、会話の一部として機能するのは、2～3単語でできた短い文章のときだけでした。

これに関連した成長は、パンにジャムをつけて食べるようになったことです。イチゴジャムが大好きな娘は、最近までは、中身のジャムだけをビンから直接スプーンですくってなめてしまい、パンは残していました。今は物事の理解が深まって、「大好きなジャムはパンにつけて食べるもの」という世間のルールが、娘の中に定着したのだと思います。

こうした因果関係を理解できるようになってきた一環でしょう。娘は保育園であったことを少しずつ報告するようになりました。妻が毎日「今日は園で何があったの？」と訊いてきたからだと思います。昨日も「○○くんにドーンされた。痛かった」と言っていました。園以外のことも教えてくれます。「さっき、消防車を見た」などなど。今までは一緒にいるときだけしか、娘のことを把握することはできませんでした。でも、徐々に親が知らないところで何をしているのかが、わかるようになってきました。

ちなみに、これも脳の専門家として厳密に言うのであれば、娘の口述をどこまで信じてよいのかは、本当のところはわかりません。この時期の子どもの記憶には、しばしば偽の記憶が含まれていることが一般的です。[*88] 娘も例外ではなく、発言の真偽のほどは不明です。ですから、「ときに事実であることが別途確認できることがある」という程度の進歩と捉えておくのが安全です。

「見て見て！」は、好きのはじまり

もう1つ印象深かったことは、外出するときに、娘に初めてスカートをはかせたときのこと。「スカートかわいい！」とすごく喜んで、走りまわるのです。今まで外出はいつもズボンでした。娘にも服装の好みが生まれてきたようです。

ただし、状況によっては望み通りにいかないこともあります。今のところ、娘はそんなときもすんなり聞き入れてくれます。例えば、ある晩「あのパジャマがいい」と言い出したのですが、それは冬物でした。数ヶ月前に着ていたものを覚えているのかと驚きましたが、「（冬物だから）ダメだよ」と言うと、すぐにわかってくれました。ほかの親御さんの話を聞いていると「この服じゃなくちゃイヤ！」とダダをこねる時期も将来やってくるようですので、覚悟しておかなくては。

最近、積み木遊びに凝っている娘。高く積み上げると「見て見て！」と言ってきます。「上手にできるようになったな」と思っていたのですが、一人遊びの様子をよく見ていると、実は、その裏で何十回も失敗しているのです。ときどき上手くいったときだけ、私に声をかけてくる。娘の中で「完成した」という認識があるのです。そして、完成は嬉しいことだという感情もある。さらに、その喜びを他人と共有したい。だから「見て見て！」という言葉につながるのだと、ふと感慨深くなりました。

ちなみに「見て！」と言って視線を要求するのはヒト特有のもの。ほかの動物は相手と目が合うと、敵と見なします。野生界では「見る」ことは獲物への照準ロックオン。視線の合致は双方に異常な緊張感を生み出します。だから、ヒトの「目線を向けてほしい」という欲求は独特です[*89]。ヒトはほかの生きものと違い、視線をコミュニケーションに使います。見られているのは、敵意ではなく、逆に「好き」「興味がある」ということのサインにもなっています。

例えば、こんな実験があります。見知らぬ人が写った画像を、2人分用意して見せます。1人は時間を長く見せて、もう1人は短めにします。すると長く目にした写真の人に好意を抱くようになります。この場合、顔の好みはあまり関係なく、単に長く視線をやったほうを一定の割合で好きになるのです[*90]。視線は好意のシグナルとしてだけでなく、自分の内面に好意を生み出す効果もあるのです。

さて、今ではスカートやワンピースをまとった姿を、わざわざ私に「見せ」に来る娘。人は見るのも好きだし、見られるのも好きなようです。

こぼれ話

ベランダに愛犬のフンが落ちているのを見つけた娘。私に向かって「うんち、お父ちゃん片づける」。

その日は妻が片づけたのですが、排泄物の始末は私の仕事だと思っているようです。

＊88　参考文献：Conway M A, Pleydell-Pearce CW. The construction of autobiographical memories in the self-memory system. Psychol Rev, 107:261-288, 2000.

＊89　イヌもヒトと目が合うと喜びますが、オオカミはアイコンタクトをきらいます（参考文献：Nagasawa M, Mitsui S, En S, Ohtani N, Ohta M, Sakuma Y, Onaka T, Mogi K, Kikusui T. Social evolution. Oxytocin-gaze positive loop and the coevolution of human-dog bonds. Science, 348:333-336, 2015.）。

＊90　参考文献：Shimojo S, Simion C, Shimojo E, Scheier C. Gaze bias both reflects and influences preference. Nat Neurosci, 6:1317-1322, 2003.

2歳4ヶ月

脳を正しく使いはじめた！

正しい脳の使い方は「予測して対処する」こと

ある朝、私がカバンに荷物を詰めていると「お父さん、いかないで」と言って、スネてしまいました。私が出かける準備をしているのを見て、仕事に行くとわかったのでしょう。さらに夜、私が服を脱ぎはじめると「まだ、おふろにはいりたくない」と言います。普段、私と一緒にお風呂に入っている娘は「お父さんが服を脱いだら、一緒にお風呂に入れられる。お風呂に入ったら、あとはもう寝るだけ。もっと遊んでいたいのに」と思ったようです。

今月の成長のポイントは、一言で言うと、「予測と対処」です。つまり先手を打つこと。Ｐ１１５にも書いたように「先手を打つ」ことは、脳にとって最も大切な機能です。「これからどうなるか」を予想して、どう行動すべきかを適切に判断することが「予測と対処」です。

予測することは動物の本質です。植物も「春に向けてつぼみをつける」など予備的現象が全くないわけではありませんが、こうした準備は予定調和のなかでしか成立しない単純なもので、私がここで述べる「予測と対処」とは異なるレベルのものです。この違いは「脳」を持つか否かによります。脳の特技は、「学習」できることです。これから生じうる状況を、これまでの経験を参照しながら予想して、あらかじめ備えておく。「予測と対処」、つまり先を見越して先手を打つことです。準備しておけば、実際にことが起こったときには想定内のイベントだと処理し、素早く「対処」することができます。冒頭のエピソードに、こうした脳の機能が、より明確に娘に表れてきていると感じます。

この頃は、娘のいたずらもだいぶ高度になってきました。これまではお菓子やおもちゃを娘の手の届かないところに置けばよかったのですが、最近は椅子を持って来て、高いところに隠しておいたお菓子を取ってしまいます。椅子を持って来れば届くだろうと「予測」して、実践的に「対処」したのです。まだまだ大人から見れば低次元の「予測と対処」ですが、これは正しい脳の使い方です。

予測は過去の「記憶」に基づいて行うものです。日頃の記憶が脳回路によりしっかりと蓄えられるようになってきたからこそ、こうした知恵（つまり予測と対処）がまわるようになったのでしょう。

お風呂はお母さん、ねんねはお父さん

このごろ娘は妻と一緒にお風呂に入りたがります。私は顔や頭をゴシゴシ力強く洗うけれど、妻は優しく洗うから。私が「お風呂に入ろう」と言っても、「お父さんとじゃヤダ、お母さんと」と言うのです。

一方、娘を寝かしつける役目には私をご指名。理由の1つは、私だと眠くなったら抱っこしてくれるから。妻は娘を寝かしつけようと布団に入ると、娘よりも先に寝入ってしまう。妻のほうが寝つきがいい（笑）。もう1つの理由は、私は一緒に布団に入っても、今日あった話を聞いてやったり、アドリブで創作物語を語って聞かせてやったりするから。

ただ、おもしろい話を創りすぎると、今度は娘の目が冴えてしまい、1時間でも2時間でも寝ないので、加減を間違えると大変なことに。そんなときは、さすがに私も疲れます。妻と交代しようとすると、「お父さんじゃなきゃヤダ！」。都合よく親を使い分けています。これも先を見越す力が備わってきたからこそだと諦めてい

ます。

言葉にも変化がありました。先日、一緒に散歩をしているときに信号機があったので、娘に「渡っちゃいけない信号は何色?」と聞いたら、「赤です」と答えました。そんな単純な質問には、1単語で「赤!」と答えていたのに、「です」を最後につけたことに少しびっくりしました。文法に則ってきちんと文章を作り上げようとするモチベーションが、ますます強くなっているようです。

またあるときは、娘がペットボトルのふたを外して飲み口から指を入れ、「小さいからひっぱれない」と言うのです。「小さいって何?」と聞くと、ペットボトルの下のほうにある水を指差して、「小さい」と言う。どうやら「少ない」と言いたかったようです。「ひっぱれない」は、「届かない」のこと。つまり「ペットボトルの水が少なくて、指を入れても届かない」と言いたかったのです。娘は自分の持つ数少ないボキャブラリーから、知っている単語をあれこれと駆使しつつ、思いの丈《たけ》を精一杯に伝えようと努力しているわけです[*91]。

実は、このことは予測と対処と無関係ではありません。「指が届かないくらい水が減った」という予見があったからこそ、指を入れて確認してみたわけです。やっぱり届かないとわかると、次にその発見を伝えようと計画を立てる。ところが「少ない」という言葉を知らないから、ニュアンスの近い「小さい」を、「届かない」の代わりに「引っ張れない」を持ってきて対処した。予測して行動する能力を、言葉の表現探索でも行う。子どもたちはこうして言葉を学んでいくのでしょう。

そんな娘はそろそろイヤイヤ期が終わろうとしている模様。グズっていても、得することがないと予測したのかもしれません。イヤイヤをずっとやっていると、いずれ親にしかられるかもしれません。「もういい！　じゃあ勝手にしなさい！」って。

こぼれ話

スカートをはくのが大好きな娘。肩車をしてやると、私の頭にスカートをかぶせ「いないないばあ」とやります。一緒に喜んでいいのか微妙……。

*91　このように知っている単語を羅列して使う時期のことを「羅列期」と呼びます。2歳前半の幼児によく見られる現象です。

もっと詳しく！大人の脳育ちコラム

文字を覚えてこそ、世界が広がる

私は、絵本は「読み聞かせる」よりも「自分で読む」ことを重視しています。文字は便利なツールです。文字を読むことができるだけで、一気に世界が広がります。だから私は、あとでP238から書くように、娘が3歳になる前から、ひらがなとカタカナを教えました。でも、初めに私の思惑で教えたときは、ほぼ反応がなく、覚えませんでした。「これは『英才教育』が過ぎたかな……」と反省しました。「こういう親には絶対にならない」と思っていた親になりかけていたのかもしれません。

ところが、その1ヶ月後に、娘は自ら文字に興味を持ったのです。興味を持つと覚えるのが早い。最初に〈強制〉してしまったときは、マズかったかと感じましたが、しかし、あのとき「文字」というものに触れておいたことには意味があったのでしょう。

文字を覚えると、それによって文字への執着度が変わります。絵本を自分で読むようになると、親が先に読み上げてしまうと怒るほどです。

わが家では妻の意向で、3歳の誕生日から、一日も欠かさず日記を書いています。まずは、娘が言った内容を親が見本として書き、その脇に、あたかも写経するように文字を書いています。「きょうはあめがふった」「ともだちとあそんだ」「うたをうたった」など。そんな文章をマネして書くのが、娘の日記です。

脳が成長するのは「入力」より「出力」

読むという「入力」より、自分で書くという「出力」を大事にすることは、妻と共通した価値観です。脳科学の点からも、読んだり聞いたりする「入力」より、しゃべったり書いたりする「出力」のほうが重要だということは、はっきりしています。

例えば学校のテスト。勉強をするときには、教科書や参考書を読むなど、知識を何度も叩き込む、つまり、繰り返し入力することを重視しがちです。でも実は、入力訓練にはほぼ効果がありません。むしろ、覚えたことを思い出すとか、模擬テストを解くといった、「出力」こそが重要です。知識は、仮にきちんと脳に叩き込まれていても、必要なときにそれが出てこなかったら、外部から見れば「覚えていない」ことと同じです。本番で思い出せなかったら、意味がありません。だから、「思い出す」という出力訓練こそが大切なのです。[*92]

何度でも言います。勉強において一番重要なことは知識の「出力」――。これは脳研究者の間では有名な事実です。ところが、「出力」の訓練は、意外と皆さんしていない。どちらかと言えば、再読重視。

実際には、再読を繰り返しても、知識はほとんど定着しません。これは直感に反するかもしれません。なぜなら、本は1回読んだときより、2回読んだほうがスラスラと読め、よく理解できたような気がするからです。

おもしろい実験があります。本を読んでから1週間後に内容についての「想起テスト」を行うと、1回読んだときと、2回読んだときでは、なんと点数が変わらないのです。[*93] 3回読んでも同じこと。

ただし、2回、3回と読み返すと、読み慣れはするので、確かに読むスピードが上がるのです。そして、スラスラと読めるようになると、本人は「わかった！」ような気になる。成長したような気分になるのです。でも、実際には点数は変わらない。覚えていないのです。

実は、この「わかった」という心理こそが、学習の妨げとなっています。「わかった」という感情は、爽快で心地よいものかもしれませんが、現実には、学習意欲を減らしてしまう悪しき作用があります。なぜならば、わかった対象については「もう理解しているから、これ以上の勉強は必要ない」と判断してしまうからです。「わかった」は知識欲減退と思考停止の元凶なのです。

さらに言えば、「わかった」と本人が感じたとしても、そもそも本当に「理解しているのか」という根本的な問題も残っています。「わかった気分」になっているだけで、実は「全くわかっていない」ことは珍しくありません。学習において「わかった」は、百害あって一利なしです。

少し話が脱線してしまいました。ともあれ、「入力」に効果がないことは確かです。何度見ても、一向に学習は進みません。これを疑うのならば、例えば、自宅や職場の玄関を出て、最も近いところにある消火器やＡＥＤ（Automated External Defibrillator／自動体外式除細動器）が設置されている場所を言えますか？　これは知っておかないといけない知識ですし、赤い目立つラベルで表記されていますから、絶対に何度も目にしているはずです。でも驚くべきことに、多くの人が正確に言えないことがわかっています。[*94]つまり、「何度も見る」という経験だけでは、記憶として定着しないことは、自身の経験からも明らかなのです。にもかかわらず、いざ学習になると、別問題になってしまいます。繰り返し見返すことが学習に効果的だと勘違いする傾向が、古くから世間に定着しているようです。

ほかにも、こんな実験があります。[*95]単語30個を、モニターに次々に出して、覚えてもらいます。もちろん、全部は覚えられません。そこで、翌日のテストに備えて、2つのグループに分かれます。１つのグループには、もう1回、先ほどの単語をモニターで眺めてもらいます。もう1つには、モニターは見せず、その代わり、先ほど見た単語をその場でできるだけ思い出してもらいます。この際、答え合わせはしません。間違って思い出しても放置します。

次の日にテストすると、単語を思い出したグループのほうが、モニターを見返したグループよりも、点数が高いのです。単語を見返したグループは、「そういえば、この単語があったなあ」などと確認しながら眺めるので、感触としては点数がとれそうな気分にはなるのですが、実際には点数が低い。見直しただけでは意味がないことの証明です。

この実験のおもしろいところは、点数の高かった「思い出す」グループでは、想起中に「答え合わせ」をしていないことです。思い出したことが合っているのか合っていないかを、その場では一切伝えていません。

つまり、学習に「答え合わせ」は必ずしも要らないということです。一般に、すぐにフィードバックを与えると、他人に修正してもらうことに慣れ、「正解を見る」ことに頼るクセがついてしまいます。すぐに成果を期待するのは学習姿勢としては好ましくありません。

だから、娘から「これはどうしてなの？」と聞かれても、私はすぐに答えを教えません。間違ってもいいから、まずは自分で考えてもらうようにしています。保育園など慣れた場所に行く道も、私がただ送って行くのでなく、「そこの交差点は、右に曲がるんだっけ、左に曲がるんだっけ？」と聞いて、娘に案内してもらいます。

ときには、わざと遠まわりし、「ここを右に曲がったら、この道に戻るね」「左に曲がったら、早く着くね」と、できるだけ娘に説明してもらいながら街歩きをしています。

絵本も同じです。親が読み聞かせる「入力」よりも、試行錯誤しながら自分で読む「出力」を重視しています。あるいは、日記を書かせたり、今日あったことを聞いてやったりと、できるだけ娘の脳から情報を「出力」する機会を増やすように工夫をしています。

*92 参考文献：Karpicke JD, Roediger HL, 3rd. The critical importance of retrieval for learning. Science, 319: 966-968, 2008.

*93 参考文献：Callender AA, McDaniel MA. The limited benefits of rereading educational texts. Contemp Educ Psychol, 34:30-41, 2009.

*94 参考文献：Castel AD, Vendetti M, Holyoak KJ. Fire drill: inattentional blindness and amnesia for the location of fire extinguishers. Attention, perception & psychophysics, 74:1391-1396, 2012.

*95 参考文献：Smith AM, Floerke VA, Thomas AK. Retrieval practice protects memory against acute stress. Science, 354: 1046-1048, 2016.

2歳
5ヶ月

自由自在に視点を変えて

気持ちを読んで、裏をかく⁉

ますます言葉が達者になってきました。改めて「脳はすごいなあ」と感じたのが、動詞の活用形を自然と使えていること。「帰る」「帰らない」「帰りたい」「帰ろう」などと使い分けるのです。いわゆる動詞のラ行五段活用です。かなり複雑に変化する単語を、日本語の文法に則って使いはじめています。これは単なる周囲のマネではなく、自分なりの「文法ルール」のようなものが自然とできていて、それを応用することで単語の「活用」が成立しています。

当然ながら、自己流の活用ですので、ルールの適用法を間違えるものもあります。例えば「好き」という動詞の否定型は「好かない」ですが、娘は「好きくない」と言います。「大きい」「大きくない」という形容詞の活用形を転用してみたのでしょう[*96]。

さて、今月のキーポイントは「視点を自由自在に変える」こと。まずは、視点の切り替えに関連するできごとをお伝えします。「ここに座ってね」と言うと、座らずに立っている娘。「こらこら！　座ってと言ったでしょ」と反応があることを期待して、わざと逆のことをするのです。こうした言動は、自分ではなく相手の「心の視点」に立ち、「相手がこんなふうに思うだろう」という感情を理解した上でとる行動です。これは、既に述べた「パースペクティブ」と「予測と対処」が融合された複次元的な行動です。

また、しかられた後には、ニコニコと近寄ってきます。ゴマをすっているのでしょうか。「悪いことをしてしかられたから、少しでも相手の印象をプラスにしようとがんばっている」ようにも見えます。実際のところは、親が許してくれたので嬉しくてニコニコしているだけかもしれませんが、見ようによっては、相手の心を読んでいるようにも見えます。

他人からの視点で考えられるようになるのは、古典的な発達心理学の教科書では4歳頃以降と言われています。ただ、最近の研究では2歳未満でもその萌芽《ほうが》が見られることもわかっています。[*97]娘が自分の視点を相手の視点に転化させて「心を読んでいる」ように思えるのは、「親の欲目」である可能性も高いとはいえ、無視できない萌芽《ほうが》かもしれません。なぜなら、「気遣い」や「配慮」や「思いやり」などの読心は、自分がどうこうよりも、受け手がどう感じるかが肝心だからです。

数をかぞえることは、ヒトとして大事なこと

数ヶ月前から、娘は1からはじめて数十くらいまで数をかぞえられるようになっています。紙に書かれた数字を読むこともできます。でも、それは単に丸暗記しただけのことで、いわゆる「数字」というものを理解したこととは違います。だから床に無作為に撒《ま》かれたおはじきをかぞえることはできませんでした。同じおはじきをカウントしてしまったり、「1、2、3……いっぱい」というように、3個以上になると混乱しがちでした。ところが今月、ついにかぞえられるようになりました。

数字をかぞえることは、言語の文法習得とも関係があります。[*98] 例えば、「3」とは、「3つ」というものの個数を表すと同時に、「2の次の数字」という含意もあります。では、「2」は何かと言えば、「1の次の数字」です。だから「3」とは「1の次の次の数字」でもあります。このように、「3」の中に「2＋1」をイメージし、そして、その「2」の中に「1＋1」をイメージする。つまり、「3」を「(1＋1)＋1」のように入れ子状に連ねることができます。これを「再帰」と呼びま

す。

再帰型の構図は数字の基本中の基本

これは自分の視点を動かすことと深い関係があります。

つまり「1」から見たら次の数字は「2」。そこで、視点を1つ前に進めて「2の次は？」と、今度は「2」の視点に立って次を眺める。すると「2」の次の数字は「3」です。そして「3」に視点を移すと、その次は「4」……。数字をかぞえることは、視点を次々と動かしていくことなのです。これもパースペクティブの再帰的な応用です。[*99]

実は、娘が相手の裏をかくようになったのも、おべっかを使うのも、視点を移す能力から生まれます。数をかぞえられるようになったことと、密接に関係があるわけです。

この能力が今後もっと発達していくと、いずれ「数字を延々とかぞえていったら、どこまでいくのだろう？」という発想が生まれます。転じて「この道をずっと進んだらどこに行くのだろう？」「青空の向こうはどうなっているのだろう？」と想像が膨《ふく》らんでいきます。つまり「無限」の不思議さに気づくようになるわけです。これも全て再帰のなせるわざです。さらには、「宇宙の果てはどうなっているか」「地球の資源を採掘し続けたらどうなるか」「お金を使いすぎたらどうなるのか」「私の命は永遠に続くのか」といった、成熟した思考へと発展していきます。

再帰は知的な活動の基本です。私は「3歳児までの脳は、ヒトではなく、まだサルだ」と冗談を言っていますが、その意図は、3歳児まではサルと同様で、限られた再帰しかできないという点にあります。*100

逆に言えば、それほど数をかぞえることは、ヒトとして大事なことなのです。私は脳研究者として、この事実を重く捉えているので、娘が小さい頃から数を「かぞえる」ことを大切にし、そして、丁寧に教えてきました。

もちろん、同じ年頃のお子さんが、まだ数をかぞえられなくても大丈夫です。こうしたことは、当人の能力より、単に親がどれほどムキになって教育したかが大きく反映されているだけですから。現に娘は数をかぞえられても、オムツはまだとれる気配がないのです。友だちはもうとれているのに。いつになったらトイレに慣れるのでしょうか。やはり子どもの成長は凸凹《でこぼこ》です。

こぼれ話

スカートが大好きな娘。動物園に行ったときのこと。羽を広げたクジャクを見て、「きれいなスカートはいてる！」と言ったのです。「うちの子、もしや詩人!?」と思ってしまいました（笑）。

＊96 2歳も後半に差しかかると徐々に「模倣期」に突入します。この頃の特徴の1つは「造語」です。自分なりのルールに則り、新たな言葉や活用形を作り上げていきます。「こない」を「きない」、「できない」を「できられない」、「届く」「届かない」を「届ける」「届けない」、「赤い花」を「赤いの花」、「蚊に刺された」を「カニに刺された」などは、典型的に見られる子どもならではは創作語です。

＊97 参考文献：Onishi, KH, Baillargeon, R. Do 15-month-old infants understand false beliefs? Science, 308:255-258, 2005.

＊98 参考文献：Gelman R, Butterworth B. Number and language: how are they related? Trends Cogn Sci, 9:6-10, 2005.

＊99 参考文献：Kleene SC. General recursive functions of natural numbers. Mathematische Annalen, 112.1:727-742, 1936.

＊100 参考文献：Fitch WT, Hauser MD. Computational constraints on syntactic processing in a nonhuman primate. Science, 303:377-380, 2004. かぞえたり、計算したりは、数字の順序やループの概念を理解した上でできることが重要で、単なる表面上の丸暗記でできても無意味です。

2歳6ヶ月

自己主張と個性が強くなってきた

娘はパズルの大天才!! 子どもが特に得意とする特殊能力

相変わらずの「親ばか」ですが、まずは娘の自慢をさせてください。娘はパズルが上手になりました。初めて見たパズルをバラバラにすると、初回はできません。でも、私が1回一緒にやって見せると、次からは40~50ピースもあるパズルをスラスラとあっと言う間に完成。わざと中心あたりのピースを順不同で渡したり、上下逆さまに渡したりしても、正しい位置に次々に置いていきます。私にはとてもかなわないレベルです。

実は、これは「映像認識」と呼ばれ、ある時期までの子どもが特に得意とする特殊能力です。

例えば、イチゴをお皿にバラまくと、一瞬で「17個」とか「23個」と答えられる幼児がいます。これも映像認識です。ただし、この能力を発揮するためにはそれなりのトレーニングが必要です。

ところが、この能力は成長とともに失われていきます。おそらく何でも写真のように覚えてしまうと、応用がきかないからでしょう。脳や神経にとって、映像をそのまま認識するほうが、実はラクなのです。それを曖昧《あいまい》にしたり、あるいは映像をパーツに分断して、さらに、そのパーツを切り貼りして新しいイメージを作り上げる「創造力」のほうが、はるかに難易度の高い作業です。

つまり、ヒトの能力は、特定の側面だけに着目すると、必ずしも「成長」し続けるわけではなく、全体のバランスの中で上がったり下がったりするもの。娘のこの特技も、あと数年で消えてしまうはずです。

自立心や独創性、親心は複雑なもの

娘はさらに自我が強くなってきました。外出のときには、きちんと親の横に並んで歩くのですが、しばしば手をつなごうとしません。自分で歩きたいのです。競争心も強くなり、よく「じゃんけんしよう」と私に言ってきます。まだルールを理解できていませんから、本当は勝ち負けがわからないのに、毎回「私のかち！」と得意そうにしています。

おままごとでは、私は強制的に赤ちゃん役です。娘は私に「いないいないばあ」をしたり、「いたいのいたいのとんでいけ〜」と頭をなでたり（笑）。そのときのしゃべり方は、妻が娘に話しているときのよう。お姉さん気取りで、甘くあやすような優しい言葉を使います。本当はまだ幼児なのに、その幼児たる自分を離れて、別の役割を演じている様子は、見ていておもしろいものです。

さらに自我を感じさせる変化は、ときおり、1人で眠るようになったこと。ある日、「1人でねんねできる？」と聞いたのです。娘は「やだ、お父さんとねる！」と言い張りましたが、「もうお姉さんだったよね」「うん」「お姉さんは1人で寝られるんだよ」と会話をすると、渋々「うん、1人でねる……」。初めは真っ暗な部屋に娘を残すと5分も経たないうちに、「お父さん、きて〜」と寝室から呼ばれて、すぐに部屋に行き、結局は添い寝してやる日々でした。

ところが最近は、夜眠くなると、親から言われなくとも自分で寝室に行き、1人で寝られる夜も出てきました。

これは娘に「自分はお姉さん」という自覚があることと、「お姉さんだから1人で寝られなくては」というプライドが芽生えてきているからできること。いわば

「自制心」の発芽です。無理して我慢している姿は、ときに胸が痛くなりますが、たくましくもあります。

自我とともに、個性も表れてきました。保育園のメンバーたちと一緒に月見団子を作った娘。お皿の上には、きれいな丸い団子もあれば、ちょっと歪《いびつ》なゴツゴツした団子も。そのなかで娘が作ったのは……驚くほど小さな団子⁉ いや、団子というより小豆《あずき》サイズ。「これは何?」と聞いたら、「アリさんのために作った」と娘。

一瞬ガーンと目の前が真っ暗になりました。ほかの子はみんな、程よい大きさの、いかにも団子らしい団子を作っていたのに、なぜ娘だけ……。

また秋の運動会では、友だちがかけっこしているのに、娘1人だけがグラウンドの隅に置いてあった三角コーンを頭にかぶって「ぼうし!」と言って遊んでいました。まわりの子たちは自分の順番でないときは、走っている友だちを応援しているのに……。

自立心や独創性が芽生えてきたのは嬉しい成長ですが、このところ娘が向かいはじめた個性には「これでいいの?」「まわりに合わせて浮かないで」という親心も、なくはないものです。

ただ、こんな子になってほしいと育てるのは親のエゴ。子どもが自分で成長すべき方向を選びはじめた、そう解釈するように努めるこの頃です。

こぼれ話

ある日、娘に「一緒に遊ぼう」と言ったら、「ヤダ！　今、1人で遊んでるの」。そこで頭を下げて「まーぜーてー」と言うと、「いいよ～」。娘が私よりも優位にあることが、はっきりしてきました。

2歳7ヶ月

自制心が芽生えてオムツがとれた!

「自制心」は社会性の芽生え

今月の大きなできごとと言えば、娘のオムツがとれはじめたこと。ある日、妻から仕事場に「トイレでできたよ!」とショートメッセージが届きました。よほど嬉しかったのでしょう。私も嬉しくて「ホントに⁉」と返信しました。

尿意を事前に教えてくれるようになったのは、ここ2週間くらいのこと。尿意も腹痛と同じで、体を外部から目で見ただけではわからない、自分固有な内部の臓器感覚。これを感じとって他者に報告するのは、やはり簡単なことではありません。しだいに、自分から「トイレにいく」と言うことも増え、また、こちらも気をつけていて、1~2時間おきに念のためトイレに行かせてきました。おしっこの間隔がだいぶ長くなってきたので、そろそろかもしれないと思っていましたが、尿意を教えてくれるようになると、しだいにトイレでおしっこができるようになるもの。今では、昼間はオムツなしでも大丈夫です。

さて、今月は成長のキーワードとして「自己抑止力」を挙げましょう。つまり自制心です。自己抑止力は社会生活を営む上で大切なファクターです。

実際、「社会性」の本質は自己抑止力です。なぜなら、自分が1人でいるときと、他人といるときの決定的な違いは自制心だからです。自分と同じ空間に他人がいるときには、1人のときならばしてしまうかもしれない「おなら」や「鼻ほじり」を・・・しないという行動の抑止が起こります。もちろん「大声で話さない」「自分のわがままを押し通さない」なども自己抑止の一種です。こうした自分の感情や欲望を状況をわきまえて抑え込む行為が、いわゆる「社会性」です。

ヒトは「社会性生物」だと言われます。生物学的に言えば、アリもミツバチも社会性生物なのですが、ヒトの社会性には、柔軟な助け合いや自発的な気遣いなど、他種にはあまり見られない特異点があります。この点で「自制心」は、ヒトを語る上で重要なキーワードとなるのです。

「おしっこをしたいけれど、トイレに行くまで我慢する」という行動の抑止も、原始的な意味で「自己抑止力」です。そこら中で放尿することは社会の中では許されません。トイレに行くことは、一見すれば単純な行為ですが、社会的適応に向けた準備です。社会のルールを、自分の日常に取り込みはじめているのです。

自己抑止力は、ほかにも娘のいろいろな面に見られるようになりました。例えば、これまでは、おもちゃで遊んでいたときに、ほかの子に「貸して」とか「返して」と言われると、娘は「ヤダ！」と言っていました。自分のものはもちろん、他人のものも、私が手にして遊んでいる以上は「自分のもの」という感じでした。でも、最近では「じゃあ、一緒に遊ぼう」と言って、ほかの子と一緒に遊ぶようになったのです。これもやはり、自分の願望を少し抑えて、他人と共有をしようという自己抑止の表れです。

また、娘はぬり絵が好きなのですが、ここ最近はぬり絵のラインから、はみ出さずに色を塗ることができるようになってきました。こうした運動制御も、広い意味で自己抑止力です。

泣いちゃったから、もう1回!?——自己抑止力の成長

自己抑止力が育ってきたことに関連して、娘とのつき合い方も少し変わってきたように感じます。これまでは好きな映像を見せると、何度でも延々と見たがりまし

たが、最近は「1回見たらお風呂に入ろうね」と言っておくと、「見終わったよ」と自分から教えてくれます。本当はもう1回見たいのでしょうが、これも自己抑止力が芽生えたからこそできる「我慢」です。

また、お風呂の時間にも自己抑止力を感じるできごとがありました。娘は湯船に浸かることは好きなのですが、私にシャワーで顔をゴシゴシと洗われることが苦手です。

ある日、顔を洗う前に、娘が私に向かって「もうお姉ちゃんだから泣かないよ」と先に宣言をしたのです。これには驚きました。そこで、いじわるをして、いつもより強く顔を洗ってみると、「えーん」と泣いてしまいました。

ところが、「泣いちゃったから、もう1回洗って」と言うのです！　思わず爆笑してしまいました。そこでまたゴシゴシと強く洗ってみたら、やはり泣いてしまった……そして、まさかの「もう1回」！　本当はイヤなことなのに、繰り返し要求するとは不思議な子です。さすがに3回目は優しく洗ってやりました。すると、「泣かなかった」と満足気。笑顔で湯船に入りました。

負けずぎらいな性格は誰かに似たとして、イヤなものでも積極的に受け入れようとするのは、まさに自己抑止の延長です。本当なら逃げてしまえばいいのに、それでは気分がすっきりとしないから「もう1回」と言う。一筋縄ではいかないヒトの複雑な感情を、娘に感じました。

こぼれ話

赤ちゃんは両手をW字に、両脚をM字に曲げて寝ます。その姿がかわいかったのですが、最近は、体を真っすぐにして、棒のような姿勢で眠るようになってきました。ちょっぴり残念。ただ、親子3人で寝ているので、私のスペースは少し広くなりました。

2歳 8ヶ月

ごっこ遊びで何役演じる？

状況に応じて、ものの見方を転換する柔軟な発想力

ごっこ遊びが好きな娘。このところ遊び方が変わってきました。少し前までは、ぬいぐるみのクマに「ねんねしましょう。おふとんかけてあげますね」とか「これ食べましょうね」といった具合に、自分を主体に、相手に働きかけながら遊んでいました。しかし今月は、登場人物を2役にして遊ぶようになったのです。例えば、ぬいぐるみを2つ使って、片方をポンと叩き、今度は叩かれた役になって「何するの！　痛い」と言う。そして次は叩いたほうになって「ごめんね」と謝る。するともう一方が「うん、いいよ」と。こうした対話を、ごっこ遊びのなかで展開しています。ほかにも2台のミニカーを手に持って、「どいて、どいて」「いやだ」とぶつけ合ったりして、2役を演じながら遊んでいます。

これはパースペクティブの活用が柔軟になって、「視点の変換」が、さらに自在になってきたことの表れです。以前は、自分と、自分から見た相手の世界の、つまり2人称の関係のなかで物語を作っていたのが、最近は自分の視点から完全に離れて、3人称の中で物語を作るようになってきたのです。先ほどの例で言えば、ストーリー展開のなかに「私」はいません。2つのぬいぐるみの立場を使い分けながら、両者とは別の存在である「私」が、ぬいぐるみが演じる舞台の脚本家兼演出家になっているわけです。

このように今月の娘のキーワードは「複次視点の獲得」です。

このことについて、娘のおもちゃでの遊び方にも注目すべき点が表れてきました。「見立ての遊び」です。

これまでは電話を手に持って「もしもし」と、大人のやることをマネていた娘。それが最近では、ものの使い方から一歩自由になって、まんじゅうやミニカーを受話器に見立て、耳に当てながら「もしもし」とやるようになりました。本来の用途に縛られず、自由な発想ができるようになってきたのだと思います。これも視点の自由度の向上です。

娘は今までも、おもちゃで本来とは違う遊び方をしたことはあります。でも、そのときは、単に元来の使い方を知らなかったからです。でも、今はより自由に想像力を発揮するようになりました。さらに目の前にあるもので「何をして遊ぼう」と考えて、例えば「じゃあ、どっちが遠くまで転がるか競争しよう」などと、自分で新しい遊び方を作り出しています。

こうした柔軟な発想力は、大人にとっても大切なことです。例えば、千円札と百円玉なら、どちらのほうが価値があるかは状況によります。爪が割れそうなほど硬いプルトップを開缶したい場合は、百円玉のほうがはるかに価値があります。新聞紙も、そこから社会情報を得ることもできますが、野菜を包んだり、暖をとったり、お尻を拭いたりと、様々な使い方が可能です。

このように状況に応じて、ものの見方を転換する柔軟な発想力を、この年齢の子どもが手にしはじめているということなのでしょう。これもまた大人に向けた準備です。

「お父さんが『ごはんたべたい』っていってたよ」

先日、実家からリンゴが届きました。このところ娘はリンゴが大好き。早速妻が皮をむいてやると、娘は「ありがとう。おいしいね」と喜びました。妻は私にもリンゴをむいてくれたのですが、私が食べているのを見た娘が「ありがとうは？」と聞くのです。どうも私は黙って食べはじめていたようです。反省……。

娘は最近、妻に「お父さんが『ごはんたべたい』っていってたよ」と伝えてくれることがあります。これも見逃せない変化です。「自分が食べたい」ことを相手に伝えるのではなく、「お父さんが食べたい」ことを、別の相手に伝えているからです。これも第三者が登場する複次視点の活用です。これができるのは、作業記憶のキャパシティが増えたことで、脳内の登場人物の数が増えても混乱することなく、処理できるようになったからです。

ところで娘は保育園でも、私や妻が言ったことや、園の外で起きたできごとを話しているようです。ある日、妻が娘を迎えに行くと、普段は接することの少ない園長先生から、娘の家庭での教育の「あり方」について尋問（!?）を受けたそうです。それには少し心当たりが……。

私が娘をトイレに連れて行ったときのこと。娘は用を済ませて手を洗ったのですが、トイレが好きな娘はなかなか外に出たがりませんでした。そこで私が「そろそろ、お父さん行っちゃう時間だよ」とドアを閉めるふりをしました。すると勢いのあまり、ドアが本当に閉まってしまいました。途端にトイレの中が真っ暗に！　かわいそうに、娘は泣きはじめてしまいました……。私は「ああ、ごめんねえ」と、すぐに娘をトイレから連れ出しました。

どうやら娘は「お父さんにトイレにとじこめられた」と、園の先生に話したらしいのです。先生の疑惑はすぐに解けたのですが。娘の記憶がだいぶ正確になってきていることを知っている園の先生方も、あながちウソではないと思って、妻に様子を聞くことにしたのでしょう。

娘には「大人の都合だってあるんだから、配慮のある発言を心掛けてね」とお願いしたいものです（笑）。

こぼれ話

ジュース売り場の前で「イチゴジュース飲みたい」と娘。
「もうすぐ夕飯だから我慢ね」と言うと、「飲んだら蝶々になれるよ」。
絵本『はらぺこあおむし』（偕成社）の最後のシーンを自分と重ね合わせたよう。
その一言に負けました。

もっと詳しく！
大人の脳育ちコラム

才能は、遺伝や環境でどこまで決まる？

才能は、何も生まれつきのものばかりではありません。しかし、遺伝的な影響が確かなものもあります。

遺伝的な影響を調べる古典的な方法は、双子の研究です。同じ遺伝子のセットを持つ一卵性双生児と、遺伝子が半分だけ同じ二卵性双生児を集めて、才能や体質を比較するのです。環境の影響も考えられるので、2人が異なる環境で育った双子を中心に調べます。こうすることで遺伝子と環境の影響が、どの程度の割合でせめぎ合っているかを推定することができます。

現在ではもっとダイレクトに調べることができます。いわゆる遺伝子検査です。唾液を採取して送るだけで、遺伝子を調べてくれる企業もあります。

大規模なDNA調査から、遺伝子の影響が、ある程度はわかってきました。いや、これは正確な表現ではありません。具体的なレベルになると、どの遺伝子がどんな才能に関係しているかは「ほとんどわかっていない」という言い方のほうが正しいでしょう。

複数の因子が複雑に絡まっているために、その綾《あや》を解きほぐすことが難しいのです。現実には、そもそも解きほぐせるものではないのかもしれません。

例えば、「絶対音感」を身につけるか否かは、遺伝子が影響していることがわかっています。*101 でも、具体的にどの遺伝子が関係しているかはわかっていません。絶対音感のほかにも、計算力*102や読み書き*103、外国語*104の得手不得手も、ある程度、遺伝子の影響があります。ですが、やはりどの遺伝子を調べればいいのかは、ほとんどわかっていません。おそらく一つには決まらないのだろうと思います。

「遺伝」と「環境」の影響は半々

遺伝学的な影響が明らかな「絶対音感」を例に、話を続けましょう。絶対音感に必要な遺伝子群を持っていれば、それで絶対音感の獲得に充分かと言えば、そんなことはありません。適切な遺伝子を持っているほかに、子どもの頃に「適切な教育を受ける」という環境因子もまた必須です。つまり、絶対音感のトレーニングを受けることなしには、絶対音感は身につきません。ソルフェージュ（主に楽譜を読むこと）や発声や楽器を習うという訓練が必要です。

つまるところ、絶対音感は、遺伝子と環境の「複合能力」です。遺伝子を持っているだけではダメで、養育者が試しに環境を与えてみない限り、才能は開花しません。

絶対音感のように適切な遺伝子を持って生まれることが不可欠で、さらに、適切な環境を用意することが必要な才能がある一方で、遺伝的な影響がほんの少しで、環境によって決定される部分が大きい才能も多くあります。

こうしたことから私は、才能と環境の影響は、全体的に見たら、おそらくは半々ではないかと見積もっています。

私は自分の遺伝子を検査したときに、びっくりする才能を見つけました。それは世界レベルのスプリンターの筋肉を作る遺伝子と同じものを持っていたのです。そう言われて振り返れば、中高生の頃は短距離走やジャンプ力の成績がよくて、運動会ではリレーのクラス代表になったことも。もしかしたら、優れたプロ選手になれたかも!?　でも、それは自己慢心で、実際にはありえない。なぜなら、私は体を動かすことが好きでないからです。体育会系の運動部なんてとんでもない。私が所属していた部活やサークルは、全て文化系でした。

遺伝子で授かった才能を開花させるには、①訓練を重ねる能力や、②訓練によって成績が伸びる才能、③その対象への嗜好《しこう》、④めげない根気……といった、諸々の要素も必要になります。このあたりの絡みが遺伝子の影響を切れ味よく結論づけるのを難しくしています。

才能は「反射力」。反射力を育てるには幼児期の体験が大事

私が考える「才能のある人」とは、反射力を上手に使える人のことです。「反射力」とはその場に応じて、瞬発力と即興性を持った合理的な判断ができること。社会や人間関係で躓《つまず》いたら適切なアイデアを出して打開するとか、もめたときにどう発言すれば穏やかに解決できるかなどを、素早く思いつく反射です。

反射力とは、ある状況において無意識に脳が作動して、自動的な計算によって正しい答えを出すことのできる能力です。素早く適切な反射ができるようになるには、

それまでの積み重ねが大切。いい経験をしてきた人は、いい反射ができます。

プロ棋士が次の一手を思いついたり、ベテランの骨董屋《こっとうや》が茶碗の価値を見抜いたり、そうした「直感」も、長年の経験から生じる自動的な反射です。経験が優れていれば、自然と優れた反射ができる人間になります。

だから、子育てにおいて大切なことは、子どもたちに「よい経験をさせる」ことだと言いきってよいと思います。例えば、恐竜の図鑑だけでなく、博物館に足を運んで化石の実物を見せたり、プールだけでなく、森林の渓流で水浴びさせたり、デジタル視聴ソフトだけでなく、本物の舞台や演奏、美術作品に触れさせたり、などなど……。

「うちの子はまだ小さいから」と思うかもしれません。確かに、幼児期の子どもは、考えたこと感じたことを周囲に表現する能力がありませんから、大人から見ると「たいして考えていない」ように感じます。しかし、脳の活動を調べると全くそんなことはありません。様々なことを感じ取って、吸収しているのです。*105

確かに脳は発達中で、まだエピソード記憶が上手くできませんから、大人になった後、意識の上では経験を覚えていませんが、*106 それは表面上のことで、幼児の体験は、無意識の神経回路に残り、直感力や反射力を育むことにつながっています。[*107]

「経験」についてもう少しお伝えしたいことがあります。こんな実験があります。[*108]仔ネズミに「ラ」の音だけを聴かせて育てると、脳が「ラ」に敏感に反応するネズミに成長します。いわば、「ラ」を聴くスペシャリストです。ところが今度は「ミ」の音を聴かせると、脳が上手く反応できない。「ラ」だけの世界に育ってしまうと、「ミ」が何なのかわからないのです。「ラ」の本当の意味を知るためには、「ソ」や「シ」など、「ラ」以外の音も聴いた経験がなければなりません。

つまり、先ほどの「いい経験をする」とは、「質の高い経験」さえしておけばよいという意味ではありません。脳は、多様な経験を通じて、違いがわかる能力を育んでいくのです。

大切なのは、苦手なことをその子に合った形で取り組める環境づくり

生まれ持った優れた才能を素直に伸ばして、一流のスポーツ選手や、世界的な芸術家になるのは、ほんの一握りの人たちです。1つの才能が突出していることは、職業によっては重要ですが、山にたとえると切り立った山のよう。素晴らしいこと

ですが、見方を変えれば、「その才能限り」にも思えます。

より一般的な場合、高い山には広い裾野が必要です。得意なものを伸ばすと同時に、苦手な部分も手厚くして裾野を広げることが肝心だと思います。得意なことは放っておいてもそこそこ伸びるもの。そこはさりげなくサポートするのみで、逆に、不得意なことに、得意なことの何倍もの手間をかけてやるのです。もちろん、あくまでも本人がひどくイヤがらない範囲でという条件はつきますので、この方法が一概に正しいとは言えませんが。

才能がなさそうだからと早々に諦《あきら》めるではなく、そこを手厚く養育していくことが、「バランスのよい人間を育てる」という意味で、教育の原点であろうと信じています。[*109]

*101 参考文献：Baharloo S, Johnston PA, Service SK, Gitschier J, Freimer NB. Absolute pitch: an approach for identi fication of genetic and nongenetic components. Am J Hum Genet 62:224-231, 1998.
*102 参考文献：Alarcon M, DeFrie JC, Light JG, Pennington BF. A twin study of mathematics disability. Journal of learning disabilities, 30:617-623, 1997.
*103 参考文献：Stevenson J, Graham P, Fredman G, McLoughlin V. A twin study of genetic influences on reading

and spelling ability and disability. Journal of child psychology and psychiatry, and allied disciplines, 28:229-247, 1987.

*104 参考文献：Ellis R. Understanding Second Language Acquisition 2nd Edition-Oxford Applied Linguistics. Oxford university press, 2015.

*105 参考文献：Paterson SJ, Heim S, Friedman JT, Choudhury N, Benasich AA. Development of structure and function in the infant brain: implications for cognition, language and social behaviour. Neurosci Biobehav Rev, 30:1087-1105, 2006.

*106 幼児期健忘と呼ばれる現象です。例えば旅行に連れて行っても、1年後にはその事実自体を忘れています（参考文献：Madsen HB, Kim JH. Ontogeny of memory: An update on40 years of work on infantile amnesia. Behav Brain Res, 298:4-14, 2016.）。

*107 参考文献：(1) Li S, Callaghan BL, Richardson R. Infantile amnesia: forgotten but not gone. Learn Mem, 21:135-139, 2014. (2) Travaglia A, Bisaz R, Sweet ES, Blitzer RD, Alberini CM. Infantile amnesia reflects a developmental critical period for hippocampal learning. Nat Neurosci, 19:1225-1233, 2016.

*108 参考文献：Han YK, Kover H, Insanally MN, Semerdjian JH, Bao S. Early experience impairs perceptual discrimi nation. Nat Neurosci, 10:1191-1197, 2007.

*109 子育てに正解はありません。これは科学的な結論でなく、あくまで過去20年にわたって教育現場で学生を指導してきた私の経験則ですので、正誤の判断は読者にゆだねます。なお、欧米では近年の専門研究の結果を踏まえて、子どもの教育で重視すべき要素が大きく見直されはじめています（参考文献：Skills for Social Progress: The Power of Social and Emotional Skills. OECD 2015）。

2歳
9
ヶ月

期待に応えて、笑いの才能が開花した？

ダジャレに目覚めた!?

「何歳？」と聞かれると、「2歳9ヶ月」と答えるようになりました。まだ、「○ヶ月」の意味は理解していないと思います。単なる丸暗記です。

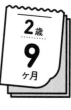

あるとき、私と友人との会話の中で、娘について「○○（娘の名前）ちゃん、2歳8ヶ月だっけ？」と聞かれる場面がありました。すると、そばにいた娘が、会話に割り込んできて、「ちがう、9ヶ月！」と言ったのです。自分に向かって話しかけられたわけではないのですが、大人が自分のことを話題にしていることに気づき、さらに内容に間違いがあったから「訂正」したわけです。言葉を理解する能力が、一段と深くなっていると感じたできごとでした[*110]。

また、あるときは「○○（娘の名前）は『私』。お父さんは『ぼく』」と指摘してきました。娘は自分のことを「私」と言い、父親は自分自身のことを「ぼく」と言っていることに気づいて、指摘してきたのです。言葉の理解の深化とともに、自分と相手は違う存在というだけでなく、その属性や特徴にも差異があることを認識してきたことの表れです。

さて、今月の娘の何よりの変化は「相手の反応を予期する力」がより深まってきたこと。例えば相手の反応を期待して、どこで覚えたのか「おかねがないのは、おつかねい」などとダジャレを言うようになりました。ダジャレは似た響きの言葉が並んでいるものだということは気づいているようですが、本人はダジャレ自体がおもしろいと感じている様子はありません。ただ、それを言うことによって相手が笑うから、そんな相手の期待に応えて言っているのです。ほかにも「そんなとけい、ほっとけい」など。明らかに普段とは違った、おどけた調子で言うので、思わず笑ってしまいます。

一方で、相手の期待や社会のしきたりを知った上で、あえてその期待を外したり、裏をかいたりするのも、ますます楽しいよう。わが家では「ごめんなさい」と謝られたら、「いいよ」と返すのがお決まりですが、娘に「ごめんなさい」と言うと、わざと「いやだ」と言います。

ほかにも、わざと親を怒らせるような行動をすることも。「もう出かけないと間に合わない」と焦る親を見て、わざと服をゆっくり着たり、靴を左右反対に履《は》いてみせたり。妻はそんな娘にカチンとくるようです。一方の娘は「なんで怒っているの?」と、全く意に介しません(笑)。相手と自分は別人で、心理状態も異なることに気づいているまではよいのですが、相手の気持ちを気遣うのは、まだ先のことのようです。のんびり待ちたいと思います。

「準備された心」——何に、いつ興味を持つかは一人一人違う

さて、話は変わって、正月休みに姉家族と過ごしたときのこと。義姉には娘より1歳上の女の子が、つまり娘にとっては「いとこ」がいます。その子はもう、ひらがなが全て読めて、書けるのだそう。正月休みは少し時間がとれたので、脳研究遊びのような実験を、娘に試してみることにしました。

娘は半年ほど前にアルファベットに強い興味を持って、特に訓練したわけでないのに、私が気づいたら全部覚えていました。そこで、P200からのコラムでも書いたように、娘がひらがなも覚えるのかを試してみることに。

ひらがなの無料のネット教材ビデオを見せてみると、とても興味を持って見入っ

ていました。「この調子なら、ひらがなもすぐに覚えてしまうかも！」と思いましたが、興味があるのは映像を観ることであって、肝心の内容には興味を示さず、覚える気配すらありませんでした。

一方で、数字が好きな娘はもう、足し算らしき計算ができます！ 私が「2＋3は？」と聞くと、右手に2で、左手に3と数字の数だけ指を立てて見せて、立てた指を1本ずつ、「いーち、にー、さん……」とかぞえて、「5」と総数を答えてくれます。私が以前やったのをマネしているのだと思いますが、「4＋3は？」と尋ねると、やはり1本1本指を立てて、かぞえていく。薬指は立てるのが難しくて、プルプルと指が震えて、計算にすごく時間がかかります（笑）。

今回のひらがなの映像を試してみて、脳が何を知識として覚えることができるかは、それを受け入れる準備が整っているのかどうかにかかっていると改めて実感しました。だから成長は人それぞれなのだと。専門的には、これを「準備された心」と言います[*111]。本人が興味を持たない限り、いくら働きかけたところで、学習は進みません。吸収できる土がないと、水をやっても育たないのです。

こぼれ話

妻が臨月を迎えました。大きくなった妻のお腹を見て「赤ちゃんが入ってる」と娘。今度は私の腹部を指差して「お父さんのなかは……うんち！」。間違ってはいないのですが……(笑)。

＊110 3歳近くなると1000語ほどの語彙力があります。この時期は「模倣期」と呼ばれるように、周囲の言葉をよくマネします。そのマネに必要なプロセスが、周囲の会話を「よく聞く」ことです。

＊111 参考文献：Manchester KL. Louis Pasteur (1822-1895)--chance and the prepared mind. Trends Biotech, 13: 511-515, 1995.

2歳
10ヶ月

気遣いができるようになって

娘は「ウソつき」!?

2人目となる女の子が生まれました！　初めて上の娘を迎えたときと同じくらい新鮮で、久々の赤ちゃんは「こんなにも小さくて無力なんだ」と改めて思いました。上の娘は今のところ、妹が大好き。園から帰って来ると真っ先に「赤ちゃんはどこ？」と聞きます。

そんな娘に、大きな成長が見られました。その1つは「ウソをつく」こと。2歳になる直前にも、遊びに行った先から帰りたくないときに、靴下を隠して「くつした、ない」とウソをつきました（P158）が、今回のウソはもう少し高度です。

娘が言うことを聞かないときに、私はときおり「おばけを呼ぼうか」と言って、手で電話をするふりをします。ある日、娘がおもちゃを片づけようとしないので、私がいつも通り、「おばけにいい子かどうか訊いてみようか」と電話をかけるふりをすると……ニセ電話をする様子を見ていた娘は、「かたづけたもん！」と、架空の電話の相手に聞こえるように、大きな声で言うのです。

娘は「お父さんには片づけていないことがバレているけれど、電話の向こうのおばけに私は見えていない」と考えて、おばけに対してウソをついたのです。1対1のウソではなく、第三の登場人物がいるウソです。つまり、自分以外の他者たちには、それぞれ別の意志が働いていて、心の作用も個別だということを、前提としているのです。自分にとって得になる状況を理解し、どう行動したらベストかを考えた上で、ウソをついたのです。

娘が「ウソつき」というのは少し悲しい事実だけれど、その高等な成長ぶりは喜ばしいもの。ただし、片づけていないという問題そのものは未解決のままなのですが……。

ウソの高度化はそれだけではありません。娘は私や妻がウソをついているかどうかを確認するようになりました。

私はときどき、娘が物事を本当に理解しているかを調べるために、わざと間違ったことを言います。軽度のウソです。例えばP185のように、ネコのぬいぐるみを見せて「これはクマだね」と言うと、娘は「違うもん、ネコだもん！」と否定します。こうして試すことで、娘がクマとネコを区別できていることが確認できます。

これまでは、娘は自分で判断がつかないことになると、曖昧な返事になっていましたが、最近は妻に「お父さんは○○と言っているけど、本当？」と確かめるようになりました。

こうした疑義の照会は、「自分はウソをつく存在」であることを認知した上で、「他人もウソをつく」だろうことを推測できるからこその高度な技です。「お母さん、本当におばけ来るの？」と聞いていたこともありました（笑）。

話は変わりますが、娘は最近、服を自分で着られるようになりました。私に服の前後ろや左右を確認してきます。わざわざ確認するということは、「自分はミスをする存在」であることに気づいているから。こうした些細な行動にも、娘が複次的な視点を持ったウソをつくようになったこととの関連性を感じます。ちなみに靴は（わざとふざけてやるとき以外は）左右を履き間違えませんが、靴下の左右はまだ難しいようです。

「他者を意識した行動」でさりげなくお手伝い

一方で、娘の思いやりを感じるようになったことも。園からの帰り道、私と手をつないで歩いていたら、「手伝う！」と言って、反対の手で私のバッグを持ってくれました。

さて、その状態で、横断歩道に差しかかりました。私は先ほど娘に荷物を持ってもらったからよいのですが、娘は両手がふさがっています。「横断歩道は手を挙げて渡る」ことを教えてありますから、「両手が使えない娘はどうするかな」と様子を見ていました。すると「お父さん、代わりに手を挙げて」と私に促すのです。そして「〇〇（娘の名前）は荷物を持っていて、手を挙げられないの」と理由も追加したのです。

交通ルールを理解した上で、さらに自分がそのルールを守れない場合にどうすればいいかという代案を編み出したのです。「予測と対処」です。同じく「予測と対処」の一形態である「ウソをつく」を含めて、柔軟な対処力が、このところ一気に芽生えてきています。

娘は以前からお手伝いが好きでしたが、それは「自分がやりたいから」でした。

でも、今回荷物を持ってくれたときは少しニュアンスが違いました。数日前も、妻が台所で手がふさがって困っていたときに、とてもいいタイミングで手を貸していました。こうした気遣いらしき「優しさ」は、妹ができたことと関係があるのでしょうか。困っている人に気づいて助けたり、労をねぎらったりと、他者を意識した行動が急に目立つようになりました。

もうすぐ3歳、そろそろ幼稚園に入る年齢です。人間の集団社会の中で生きていくための大切な要素が、整いつつあるようです。

こぼれ話

「トイレを流してね」と言う私に、「トイレじゃないでしょ、おしっこを流すんでしょっ」と返す娘。思わず「は、はい、そうです……」とたじたじの私。屁理屈だけれど、娘が正しい（笑）。

もっと詳しく！大人の脳育ちコラム

「一人っ子」と「兄弟のいる子」、どちらが多い？

日本の出生率[*112]は2019年現在1・36です。出生率とは、1人の女性が一生のうちで産むとされる子どもの平均人数のことです。この数値が2を下まわっているということは、日本の人口はどんどん減っていくことを示しています。

出生率が2を切ったのは、1966年の特殊なケースを除けば、第2次ベビーブーム直後の1975年のことです（左図参照）。

しかし、その直後からすぐに人口の減少がはじまったかといえば、決してそんなことはありません。人口の推移は「生まれる人」と「亡くなる人」のバランスによって決まるからです。1975年以降、医療技術が格段に進歩し、高齢化社会が進みました。その結果、出生率が2を下まわっても、すぐに日本の人口が減ることは

図　合計特殊出生率の年次推移

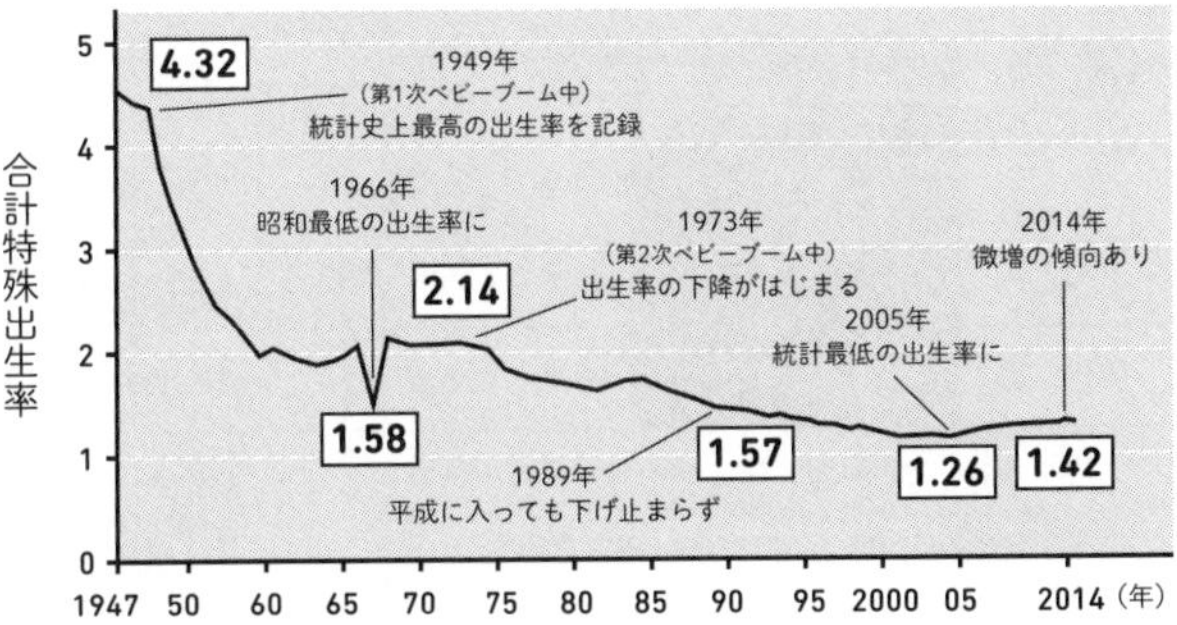

内閣府「平成28年版少子化社会対策白書」（www8.cao.go.jp/shoushi/shousika/whitepaper/measures/w-2016/28pdfgaiyoh/28gaiyoh.html）より、「第1-1-1図出生数及び合計特殊出生率の年次推移」参照

ありませんでした。人口の減少が明らかになったのは、2015年の国勢調査が初めてです。生まれる子どもの数で、死亡者の数をまかないきれなくなったのは、比較的最近のことです。

出生率が1・36ということは「きっと一人っ子が圧倒的に多いだろう」と思われるかもしれません。この考えは間違っています。「完結出生児数[*113]」という、結婚した夫婦がもうける子どもの数の調査があります（P248表1参照）。

表を見ると、確かに一人っ子の割合は増えていますが、2015年時点の直近の調査でも、全夫婦の75％は2人以上の子どもをもうけていることがわかります。

表1　1977年、1997年、2015年の「完結出生児数」

		内訳（%）				
調査年次	完結出生児数（人）	0人	1人	2人	3人	4人
1977年	2.19	3.0	11.0	57.0	23.7	5.1
1997年	2.21	3.7	9.8	53.6	27.9	5.0
2015年	1.94	6.2	18.6	54.1	17.8	3.3

厚生労働省「第15回 出生動向基本調査」（www.mhlw.go.jp/file/05-Shingikai-12601000-Seisakutoukatsukan-Sanjikanshitsu_Shakaihoshoutantou/0000138824.pdf）より、「図表Ⅱ-2-2 調査別にみた、夫婦の出生子ども数分布の推移（結婚時持続期間15～19年）」参照

出生率の減少の主な要因は、独身者が増えたことです。国立社会保障・人口問題研究所の発表によれば、２０１５年の「生涯未婚率[*114]」は、男性が23・37%、女性が14・06%です（表2参照）。結婚しない理由として「金銭や行動の自由度を確保したい」が上位にランクインしています。

ところで、世界に目を向けると、74億人という現在の総人口は、21世紀中に１００億人を超える見通しです。しかし、人口増加率は、全体的に鈍化傾向にあります。主な理由は、発展途上国で避妊等の家族計画が定着したことです。つまり、「人口爆発」と呼ばれた時代は終わり、今や定常状態に向かう「安定化期」に突入しつつあると言えます。

表2 「生涯未婚率」および「平均初婚年齢」の資料

調査年次	生涯未婚率（%）	
	男性	女性
1980年	2.60	4.45
2000年	12.57	5.82
2015年	23.37	14.06

調査年次	平均初婚年齢（歳）		（資料）平均出生時母年齢（歳）		
	夫	妻	第1子	第2子	第3子
1980年	27.8	25.2	26.4	28.7	30.6
2000年	28.8	27.0	28.0	30.4	32.3
2014年	31.1	29.4	30.6	32.4	33.4

生涯未婚率…国立社会保障・人口問題研究所「人口統計資料集2017」（www.ipss.go.jp/syoushika/tohkei/Popular/ Popular2017.asp?chap=0）より、「表6-23 性別、50歳時の未婚割合（生涯未婚率）、有配偶割合、死別割合および離別割合：1920〜2015年」参照　平均初婚年齢…内閣府「平成28年版 少子化社会対策白書」（www8.cao.go.jp/shoushi/shoushika/whitepaper/measures/w2016/28pdfgaiyoh/28gaiyoh.html）より、「第1-1-8図 平均初婚年齢と出生順位別母の平均年齢の年次推移」参照

生物の個体数は「フェルフルスト＝パール方程式」に従って変動します。*115 難しそうな名前がついていますが、これが意味していることは単純です。「環境にまだ余裕があれば個体数は増加し、逆に増えすぎれば減少する」というごく自然の原理です。ヒトも生物です。もちろん例外ではありません。日本の人口が、日本という環境で多すぎれば減少に向かうのは自然の摂理です。

夫婦へのアンケート調査から、子どもをもちたくない、あるいは1人で抑えたい理由に、「家計の圧迫」が大きな割合を占めることが明らかになっています。先ほどの未婚の理由と似ています。生涯で最も大きな割合を占める支出は、一般的な家庭では「住居費」です。そうです、土地やマンションが高すぎるという現状こそが、今の日本が「人口過多」であることの証拠です。何せ住む場所が足りないということですから。

出生率1・36の日本。このまま人口が減れば、いずれ土地が余り、地価は下がります。住居費が家計を圧迫しなくなるでしょう。つまり少子化に歯止めがかかるはずです。これもまた自然の原理です。そんな時代になれば、職場まで徒歩圏内に自宅を構えるなど、生活環境自体も好転するはずです。

しかし、話はそう単純ではありません。少子化は、労働者人口の減少を引き起こし、生産ラインやサービスの悪化、国内消費の停滞、年金制度の崩壊など、社会的危機と切り離せない問題だからです。ただし、この種の問題は社会システムが変われば解決できると主張する専門家もいます。例えば、女性や高齢者に雇用機会が均等に行き渡るだけで、労働者数は現状からほぼ倍増します。*116

人には人それぞれの人生があります。結婚や子どもをもつことは、いわば「個人の自由」です。他人の意見や世間の動向に、個人の価値観が冒瀆《ぼうとく》されることはあってはならないことです。人生は1回限りです。その人が納得できる生き方をすることは大切なことです。

それを念頭に置いた上で、あえて私個人の感想を書くことが許されるのであれば、子育てはとにかく「楽しい！」のです。自分の家庭に子どもがいるということは、子を持つ以前には想像できなかったほど、ステキなことだったという一種の驚きがあります。娘2人の寝顔を見る瞬間それだけで、金銭や行動の自由が減じたことを埋め合わせて余りある幸せを感じます。[*117]

日本の社会システムは今後、どんな方向に向かっていくのでしょうか。子どもを迎えたいのに、社会的な理由で迎えられない状況があるとすれば、それは問題です。私たち一人一人が無責任な態度でいることはできません。子どもたちの未来がかかっています。何せ今の子どもたちの多くは、あと100年生きるのですから（P72参照）。

*112 厳密には「合計特殊出生率」のこと。15歳から49歳までの女性の年齢別出生率を合計したもので、「期間合計特殊出生率」（ある期間の出生率を合計したもの）と「コーホート合計特殊出生率」（同一世代生まれの女性の出生率を過去から積み上げたもの）がある。

*113 ここでは、結婚からの経過期間が15～19年の夫婦の平均出生子ども数。

*114 50歳までに一度も結婚したことがない人の割合。

*115 参考文献：Pearl R, Reed LJ, On the rate of growth of the population of the United States since 1790 and its mathematical representation Proc Nat Acad Sci, 6:275-288, 1920.

*116 ついでながら記載しておきますと、男女雇用の格差が少ない国、例えばスウェーデンやノルウェーでは、平均寿命の男女差が、日本より小さいのです。

*117 もちろん、子どもが欲しいと願いつつも苦労されている夫婦のお気持ちも理解しているつもりです。私たち夫婦も11年間似た状況でした。

2歳 11ヶ月

3歳は1つの節目

「自分で考える」ことを、一生を支える土台づくりに

どうしても妻が赤ちゃんである下の娘にかかりきりになるので、私はもっぱら上の娘の相手をします。そんなときは、以前の何倍もかわいがるよう心がけています。すると娘は満足し、妹へのやきもちも薄らぐようです。今朝も、仕事に出かける前に、おウマさんごっこをたっぷりして、出勤時にはもうヘトヘトでした……。

4人家族になって、私は仕事の仕方も変えました。その日の分を終えるまで仕事場にいるのはやめて、中途半端でも切り上げて家に早く帰り、子どもの相手や家事をするよう、以前よりも格段に気をつけています。

さて、来月に3歳を迎える娘は、なんと絵本を読めるようになりました。1ヶ月くらい前から急に、毎日のように「あいうえお、見たい！」と言って、例の教材ビ

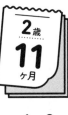

デオを見たがるようになりました。すると、あっという間に全ての文字を覚えてしまったのです。2ヶ月前に同じビデオを見せたときは全く反応を示さなかったのに、自ら興味を持ったときの吸収力は、こんなにすごいのかと驚きます。

ところで3歳というのは、脳研究の観点から見て、1つの節目になります。P45にデータを示した通り、ヒトの神経細胞はもともと持っていた数を100%とすると、3歳までの間に70%が減り、約30%が残ります。不要な神経細胞はエネルギーを無駄に消費するので、捨ててしまうのでしょう。その後は、その30%だけで生涯を貫きます。つまり、どの神経細胞を残すかが決まるのが3歳まで。3歳までの間に、あれこれと刺激を受けて、「これは大切だから残そう」「これはいらないから捨てよう」と判断するのかもしれません。「三つ子の魂百まで」……。この誤解されやすい言葉を、データの拡大解釈を交えながら、あえて換言すれば、「3歳までに親がどんな子どもに育てたいかをしっかりと考えて、働きかけることとの意味が大きい」とも言えます。

もちろん無理強いはダメです。子どもが興味を持つように温かく導きつつ、興味を持ったタイミングを見逃さないように、普段から目を光らせておくのです。あくまでも自然な形で、それとなくアシストするのが、教育者としての親が試されるところです。

私の場合は、娘に自分で考えて物事を決めるようになってほしいと思い、これまでの3年間、働きかけてきました。自発的な対処力です。自分で考えることは一生の支えになりますから。例えば、悪いことをしたときにも、頭ごなしに「ダメ！」としかるのは極力避け、「それはやっていいこと？　悪いこと？」「どうしていけないのかわかる？」「では、どうして悪いことをしちゃったのかな？」などと、自分の行動の理由を自分の言葉で表現するように仕向けてきました。

そうした「しつけ」を続けてきた成果かどうかはわかりませんが、最近娘は、確かに「自分で考える」ことが少しずつできるようになってきていると実感します。そんな姿を見ていると、3歳を節目に、親としての役割の1つが終わった気もします。*118

もちろん、子育ては何が正しいかは実に難しい問題で、本当のところは、こんな教育方法でよいのかは、私自身にも確固たる保証があるわけではありません。ただ、私が25年間、脳研究を続けてきた経験から、娘にとってきっとよいだろうと信じる方法、つまり、強い干渉を避け、娘の思考力や論理力の発達をサポートするような方向で育てています。

こぼれ話

朝、仕事に出かけようとすると、

「行かないで！」と娘。

「うーん、かわいいなあ」と思っていたら、

「あいうえお、観たい！」。

例の教材ビデオをセットアップしてやると、

「もう行っていいよ」

……ふむ、私はどうやら便利屋です。

*118 3歳を超えると、親にも娘にも「独り立ち感」が生まれます。1人で寝られるようになったり、自分の意思を理由とともに説明したり。そんな「大人っぽさ」を見せるものの、とはいえ、まだ3歳。親が下の娘に手をかけている間は、きっとさみしい思いもしているはずです。ふとしたときに表情に出るので、余計に、痛いほどわかります。でも親に直訴しない。そこは我慢せず甘えてくれていいのに……と思うのですが、なかなか難しいものです。

タイヤの数はいくつ？

3歳の誕生日からはじめた絵日記の習慣

文字に興味を持ち、あっという間にひらがなを全部覚えてしまった娘。その様子を見た妻は、3歳の誕生日から日記をつけさせることを思いつきました。絵日記を書くのが早くも親子の習慣になりつつあります[*119]。

ある日、妻の留守中に、私と一緒に絵日記を書いていた娘。すると、隣の部屋で寝ていた妹の泣き声がしました。隣へ行ってオムツを替え、娘のいる部屋に戻って「さあ続きを書こうね～」と日記を見ると、ページの隅に「○○（娘の名前）、がまん」と書かれた文字を見つけました。「表面上は健気に振る舞っているけれど、お父さんを取られちゃうのは内心つらいのだなあ」と切なくなりました。妹が生まれてから、なるべくさみしい思いをさせないように注意してきたつもりでしたが、それでも葛藤はあるようです。

「見えないものの存在」を感じる力

さて、今月の娘の成長といえば、「見えないものを感じる力」がついてきたことです。

例えば、リンゴが7つ描かれたモニターを見せて、4つかぞえたときに絵を消します。でも、娘は画像を記憶していて、そのまま見えないリンゴを頭の中でかぞえ切ることができます。また、4つかぞえたところで、私が「ジュースでも飲む?」などと話しかけて中断させても、ジュースを受け取って一口飲んでから、また「5、6、7」と続きをかぞえることができます。これは、目の前にないもののイメージを頭の中で保持する力が身についたことを意味しています。

このことと関連して、できるようになったのが、車のタイヤの数をかぞえること。「タイヤはいくつ?」と私が聞くと、「4つ」と答えます。実際に見えているのは、手前にある片側の2つのタイヤ。でも、娘は車が左右対称であることを想定して、見えない側もかぞえます。大きなトラックでも同様。手前には3つしか見えてないのに、両輪をかぞえて、「6」と答えます。

また、娘は電話で話ができるようになりました。まだ、あまり上手に話せるわけではありませんが、目の前にはいない「おじいちゃん」「おばあちゃん」が、電話の向こうに存在して、受話器を通じて声が聞こえることがわかるのです。つまり見えない相手の存在を感じているのです。

このことは、大人にとっては当たり前のことですが、子どもにとっては違います。幼児には見えているものが世界の全てです。「見えないものの存在」を感じるには、一歩進んだ認知力が必要です。

そして「見えないものの存在」を仮定することによって、私たちは実体がなくても、様々なことに思いを巡らせることができます。これはヒトの能力を一気に拡張させます。将来を予測すること、遠方の人への気遣い、慈善活動への欲求。さらに、宇宙の構造を想像したり、顕微鏡で覗く微生物の世界をイメージしたり、実在しない虚数や多次元空間を扱ったりなど、科学技術の進歩も、見えないものを想像できればこそです。

そうしたことの延長でしょうか。先日、水たまりにカゲロウが落ちているのを見て、「死んじゃった?」と言ったのです。死ぬとは「存在の終焉」、つまり「無の存在」です。死については、私もまだどう教えるべきかがわからないため、あえて話題にするのを避けてきたのですが、「見えないものの存在」を感じるようになってくると、おぼろげながら理解できるのかもしれません。

こぼれ話

顔をゴシゴシ洗われるので、何としても私と一緒にお風呂に入りたくない娘。最近は「2人で入ったら、お風呂が狭くなっちゃうでしょ」などと、必死に「言い訳」を披露するようになりました。

*119 本書が出る現時点でも、まだ一日も欠かさず日記をがんばっています。今では書いてから寝るのが当たり前になっているよう。妻も幼少時からの習慣で日記をつけてきたそうです。

もっと詳しく！

大人の脳育ちコラム

氾濫する「早期教育」の真実

多くの人が知っているIQテスト。正式には「ビネー式知能検査」と呼びます。フランスの心理学者アルフレッド・ビネーが100年以上前に考案しました。かのビネーは知能を支える3大要素として、

論理力　言語力　熱意

を挙げています。「論理的」に考えることのできない人はもちろん論外ですが、たとえ論理的に考えても、それを他人に伝える「言語力」がなければ、外部者には「考えていない」ことと変わりありません。一方、論理力や言語力が優れていても、その能力を発揮する「熱意」がなければ、やはり「できない人」です。3要素のいずれが欠けても、知能は成立しません。

さて、この3要素で最も軽視されがちな要素はどれでしょう。私は論理力だと考えています。論理とは、例えば数学や物理のことです。親は幼児に対して、絵本を読み聞かせたり（「言語力」の醸成）、がんばるよう励ましたり（「熱意」の涵養《かんよう》）しますが、計算や図形の考え方を授ける頻度はぐっと少ないでしょう。数学や物理に関係した玩具や絵本も、まだまだマイナーな存在です。

シカゴ大学のベイロック博士は「幼少時の算数学習の重要性」を説く1人です。博士らの研究グループは、小学校1年生とその親、全587の家族に対して試験を行い、家庭で算数学習を取り入れたときの効果を計測しています。[*120] タブレット端末を用いて、計算や図形が含まれる絵本を1年間読み聞かせるのです。

調査結果によれば、算数の家庭学習を取り入れた児童は、一般的な物語を読み聞かせた児童に比べ、30％ほど高い算数の点数を叩き出しました。学習は毎日行う必要はありません。週に1回で充分な効果があります。算数が苦手な親の場合に、特に高い効果が得られました。

その後の成長を後押しする「考える力」

ただし注意してください。

私は、いわゆる「早期教育」を推奨しているわけではありません。単に知識を詰め込むだけの早期教育は、(やってはダメだとまでは言いませんが) 長期的にはほぼ効果がないと考えています。

3月生まれのプロ野球選手は、4月生まれの選手のわずか半数ほどです。プロサッカー選手の数も同じです。おそらく幼少時の体格差が影を落とすのでしょう。この頃の運動能力の1年の差は歴然です。早生まれの子が幼少時に植えつけられた劣等感は、成長後にも克服することが難しいのかもしれません。[*121]

ところが、例えば東京大学の学生数について見ると、3月と4月生まれでほぼ同じです。つまり、体格差とは異なり、知能の劣等感は充分に克服できるということです。

それだけではありません。このデータから、「早期教育の効果が限定的である」という結論も得られます。なぜなら、3月生まれは、4月生まれより、ほぼ1年早くから学習の機会が与えられているからです。1年若い段階で年上の児童と同じ学習カリキュラムを開始しているにもかかわらず、東京大学の合格率は上昇しません。

早くから教育をはじめることが、必ずしも有効でないことの証拠です。

私が幼児教育で重視したいことは、小学生で習うような計算や漢字を、いち早く教え込むことではありません。知識の詰め込みに、私は全く魅力を感じません。こうした知識は、いずれ小学生になれば習得できます。一方的に親が焦って、ムキになって教えたところで、その効果は一過性です。[*122]

むしろ、幼少時には幼少時にこそ習得すべきものがあるはずです。自然や実物に触れる「五感体験」や、後に述べる「忍耐力」などは、私は特に重視しています。さらに、物事を不思議に思う「疑問力」や「知識欲」、筋道を立てて考える「論理力」、未来や他人の心の内などの見えないものを理解する「推察力」、そして適切に判断する「対処力」、多角的な解釈を可能にする「柔軟性」、自分の考えを伝え、人の考えに耳を傾ける「疎通力」なども大切な養成ポイントです。幼い頃に身につけた「考える力」は、その後の成長を後押しする底力となるはずです。

一般に、人には「対処したのにできなかった」よりも、「対処しなくてできなかった」ほうが、結果に対する責任が重たいと考える傾向があります。仕事や学業では特にそうかもしれませんが、[*123]子育てについても似たことが言えます。

だから、わが子に「早期教育をしない」「習い事をさせない」と決めることは、勇気の要ることです。他の親が子どもにどんな教育をしているのかは、気にしないつもりでいても、どうしても気になるものです。

しかし、周囲の情報に流されず、教育ポリシーをビシッと決めてブレないほうが、子どもに不安や不信感を抱かせません。短絡的な不安感からわが子にあれやこれやと過剰に干渉したところで、よい結果に結びつく保証はありません。[*124]

*120 参考文献：Berkowitz T, Schaeffer MW, Maloney EA, Peterson L, Gregor C, Levine SC, Beilock SL. Math at home adds up to achievement in school. Science, 350:196-198, 2015.

*121 逆に、アイドル歌手は早生まれが多いとされています。幼少時に体格が小さいため、周囲から「かわいい！」と言われ、本人もその気になるのかもしれません。

*122 幼児を見れば、親が「どれほど教育熱心か」がすぐにわかります。早く教えれば教えたなりに習得できるからです。しかし、それは単に親の自己満足にすぎず、真の意味での「かしこさ」とは異ります。

*123 例えば、「勉強したのに落第した」と「勉強しなくて落第した」では、後者のほうが悪いと考えがちです。

*124 親の教育意欲が過剰だった場合、教育意欲が全くない親に育てられた場合よりも、子どもの達成動機がむしろ低くなることが知られています（参考文献：McClelland DC. Achieving society. New York, D. Van Nostrand, 1961.）。

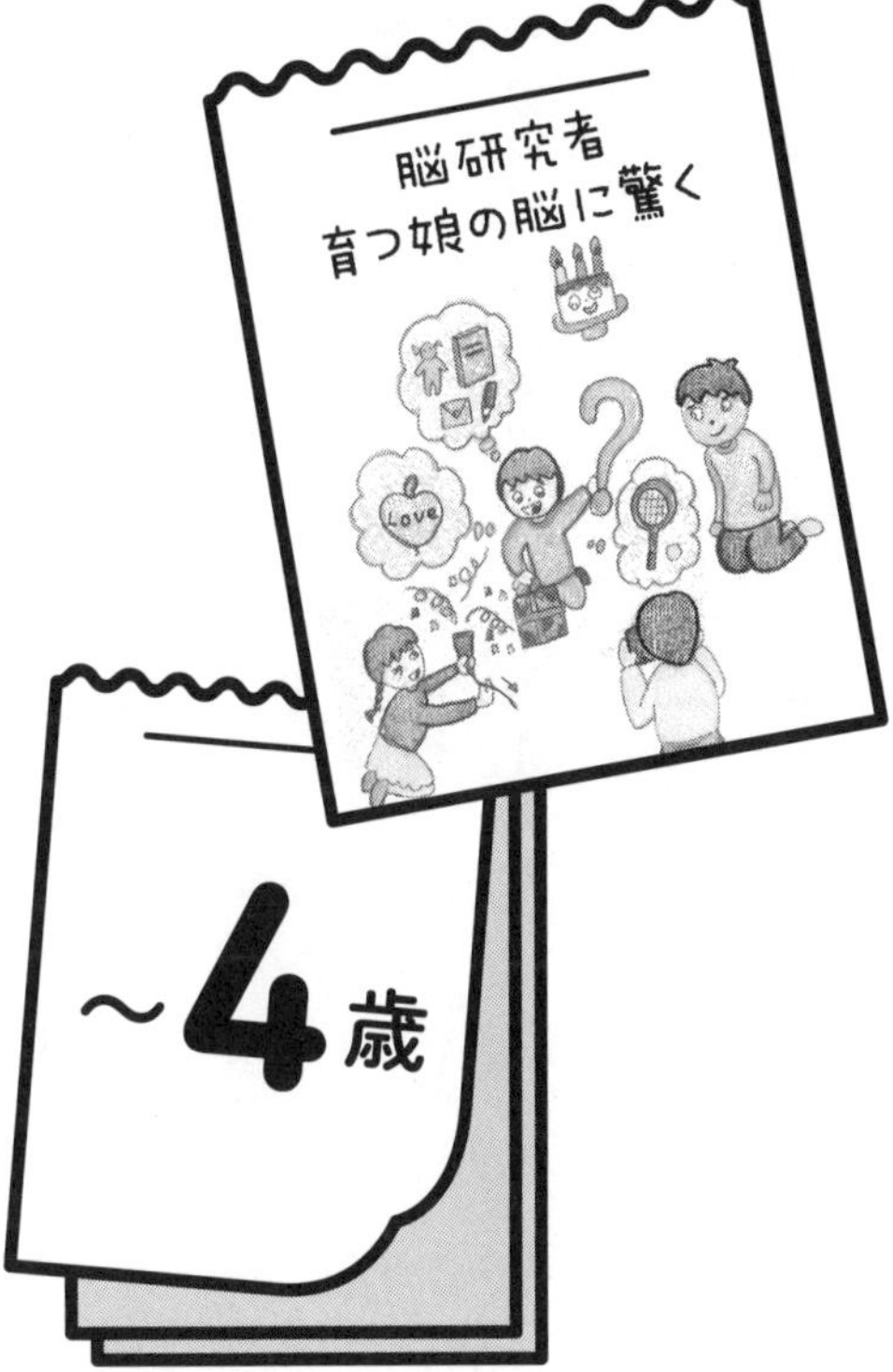

独り立ちして なりたい自分へ

4歳までの子どもの脳育ちフロー

自分で自分のことができるようになってくると、「もっとこんなことができるようになりたい」「こういうときは、こんなふうに振る舞いたい」という理想の自分像が生まれてきます。想像力や記憶力、我慢する力などを得ることで、一歩先の自分を思い描き、それを目指して振る舞えるようになります。

わが子の成長

一般的な発達過程

人は皆、個性的です。差があって当然です。成長の流れを頭に入れつつ、おおらかな目で見守る姿勢を大切にしてください。

- 階段を2～3段の高さから飛び降りられる
- ケンケンができる
- 自分の経験を話せる
- お手本を見て十字が描ける
- はさみを上手に使える
- 衣服の着脱を自分でできる
- おしっこを一人でする ……など

「一般的な発達過程」は厚生労働省発行「母子健康手帳」を参照

3歳 1ヶ月

謝るときと謝らないとき

数字への興味が計算へ結びつく

相変わらず数字が大好き。最近は、私の創作ストーリーに出てくる数字を計算できるようになりました。例えば「クマさんがドングリを5つ持って来ました。そこにリスさんがやって来て、ドングリを3つ食べちゃいました。ドングリはいくつ残っている？」と聞くと、「2個」と答えます。「6」以上の数字は両手の指を使ってかぞえますが、それ以下は頭の中で解答できるようです。

心が複雑になってきた

娘は、ときどき本心を見せないなど、心が複雑になってきました。例えば、悪いとわかっているのに、わざと謝らないことがあります。食べものをこぼしたときなどに、以前ならすぐに「ごめんなさい」と言いました。うっかり言い忘れたときでも「こういうときは何て言うんだっけ?」と促せば、素直に謝りました。でも最近は謝らなくてもその場をしのげることがわかってきて、無視して、そのまま食べ続けることも。あるいは逆に、欲しいものを素直に「欲しい」と言わなかったり……。自分の心の二面性をうまく制御できていないようです。

妹ができたことが理由の1つかもしれません。「姉たるものはどう振る舞うべきか」をわかりつつ、その一方では、赤ちゃんのように甘えたい気持ちも抑えきれない。

妹の飲み残した哺乳瓶のミルクを「飲んでいい?」と聞いて、飲むのです。「ダメだよ」と言っても、飲んではニヤニヤしています。私が「○○(娘の名前)は赤ちゃんなのかな? ああ、恥ずかしい」と言っても、照れた笑顔で「赤ちゃんじゃない」と、まんざらでもない様子。

こんなふうに、私が真正面から何か言っても、素直に会話が通じないことも増えてきました。つまり、単に「赤ちゃん返り」をしているのではなく、1つ高いレベルから「わざと赤ちゃん返りを試みる」ことを通じて、自分がお姉さんであることを確かめているようにも見えます。

さて、ある日、妹と遊んであげようと天井から吊るしてあるモビールを引っ張った娘。少し力が強かったようで、テグスの吊り糸が切れてしまいました。その瞬間、真剣な顔で「ごめんなさい！」と言ったのです。妹のおもちゃを壊してしまったのは、娘にとって一大事だったのでしょう。ことの重要性によっては、「謝らなくてもしのげる」というズルい感情が消え、素直になるようです。

こぼれ話

哺乳瓶でミルクを飲む、嘆かわしい娘の姿をビデオに撮って、実家の親に送りました。母曰《いわ》く「あなたも妹の哺乳瓶でやっていたよ」。私も通った道なのですね……。

3歳
2ヶ月

「ほめないで！」と怒った娘

建前と本音が混交する一歩深い「自分」を理解する

行動がますます複雑になってきました。先日、隣の部屋で一人遊びをしていたので様子を見に行くと、私の足音を聞いた娘は慌てて遊ぶのをやめて、「何もしていないよ！」と言うのです。娘がそんな素振りを見せるのは初めてでした。どうやらホッチキスで遊んでいたようです。遊んでいたものを隠したということは、自分が「悪いことをしている」という自覚があるからです。

私からすると、ホッチキスは少し危ないものではありますが、とりたてて怒るようなことではありません。しかし、娘が「見られてよい自分」と「見られてはマズい自分」という、建前と本音を区別して、両者を演じ分けるようになってきたのです。

既《すで》に述べたように、3歳以前の子どもには、自分から見えている世界が重要です。だから、「かくれんぼ」では、上手く隠れることができません。ときに鬼の目の前で目をつぶっただけで、「もういいよー」と言う子もいます。目を閉じて自分から鬼が見えないというだけで、鬼からも自分が見えないと判断するのです。娘も少し前までは頭だけを隠して、全身は丸見えでした[*125]（笑）。

グリム童話の「白雪姫」なども、3歳児はまだストーリーをきちんと理解できません。「毒が入ってるのに、なぜ白雪姫はリンゴを食べてしまうの？」と思ってしまう。4歳頃になると、白雪姫の視点から眺めることができるので、「白雪姫は毒が入っていることを知らないから、気づかずにリンゴを食べてしまう！」とドキドキしながら白雪姫を見守ります。

娘はそうした心理的な転換期の扉を開け、建前と本音が混交する、一歩深い「自分」に踏み込みつつあるようです。

娘が「ほめないで！」と怒った理由――「認知的不協和」

さて、今月はもう1つ興味深いできごとがありました。娘が絵を描いていたので、私がつい「上手だね」とほめました。すると、「ほめないで！」と言って怒ったのです。

少し難しい概念ですが、ここには専門用語で「認知的不協和[*126]」と呼ばれる心理が通底しています。認知的不協和を一言で言えば、「自分の思惑と現実が矛盾していることにストレスを感じる」状態です。だから、この矛盾を解消しようとする心理が働きます。

有名な例は、イソップ童話の「すっぱい葡萄《ぶどう》」です。葡萄が欲しかったのに、高い木に実っていたために、どうしても手が届かなかったキツネは、「あんな葡萄はどうせすっぱいに違いない」と捨て台詞《ぜりふ》を言って立ち去ります。つまり、「初めから欲しくなどなかった」とすり変えることで、現状を納得させるのです。

認知的不協和は、子育てにおいても気をつけたい心理です。例えば、絵を描くのが好きな子どもが、なぜ絵を描くのかといえば、理由は単に「好き」だから。自然とやる気が湧き上がってくるから描いているのです。

ところが、頑張っている姿を見ると、つい親はほめたくなるもの。教育論的には、この場合、ストレートにほめるのは禁じ手です。「えらいね」「上手だね」などと何度もほめると、絵を描くことへの興味が急速に減じてしまうことがあります。

子どもからすれば、ほめられ続けることで、「自分は絵を描くことが好きだったのではなくて、もしかしたら、ほめられたくて描いていたのかな？」と無意識に現状の解釈を変更します。認知的不協和の解消です。結局、その子は絵を描くのをやめてしまいます。[*127]

この現象は、教育心理学ではよく知られていますが、頭でそう理解しつつも、わが子のこととなると、ついほめてしまうものです。娘に「ほめないで！」と言われたときは、ハッとしました。

子どもが絵を描いていたら、「えらいね」とか「上手だね」などと、その子の「行為」をほめるのはできるだけ避けるべきです。とはいっても、精一杯打ち込んでいる姿を黙って見ているのも、なんとなく居心地が悪いもの。そんなときは、できあがった「作品」をほめればよいのです。これで、認知的不協和を随分《ずいぶん》と抑えることができます。例えば、「お父さんは、この絵が好きだなあ」などです。この表現は直接ほめてはいません。できあがった絵に対して感想を述べているだけで、絵を描くという行為そのものには触れていません。

こうした声かけは、就学しても同じことです。テストでよい点数を取ったときには、「がんばったね」や「ごほうびをあげる」ではなく、「よい点数を取ると気持ちいいね」、あるいは「お父さんも気持ちがいいなあ」や「次もよい点数が取れるといいね」と言うべきです。

ちなみに、私も大学の研究室で学生が見事な実験データを持って来たときは「努力が実ったね」や「めげずに実験を継続できる人は成果が出るね」などというほめ方は極力避けています。そうではなく、「このデータはおもしろい！」「新たな展開や仮説が生まれるね」「学会で発表したら世間は驚くだろうな」などと、その成果そのものを一緒に喜ぶように気を配っています。[*128]

こぼれ話

歌をうたうときや、あいさつするときに、わざとヘンな声を出して、チャラける娘。園の先生も「ひょうきんだね」と少々あきれ顔。どうやら幼少時の私に似てしまったようです……。

＊125 いわゆる「頭隠して尻隠さず」とはこのこと。2〜3歳は「相手の視点」を認識する能力が未熟。4歳頃になると、「かくれんぼ」が遊びとして成立します。でも、「〇〇くーん、どこにいるのー？」と遠くから聞くと、素直に「ここにいるよー」と大きな声で返してくれます。まだまだ甘いですね（笑）。

＊126 参考文献：Festinger L. A theory of cognitive dissonance. Stanford university press, 1962.

＊127 絵に興味を失ったわが子を見て、「自分の声かけが悪かった」と反省する親は少なく、「別のことに興味が移った」、あるいは「うちの子は飽きっぽい」と、子ども側に原因を求める傾向があります。

＊128 「しかる」そして「ほめる」は、親の共通の悩みですね。P287からも参考にしてください。

3歳3ヶ月

イマジネーションが「ウソ」を作る

「あ、雲の森だ！」詩的な表現の創作

家族で飛行機に乗ったときのこと。離陸前、娘は窓の上方に高くたなびく雲を眺めて楽しんでいました。いざ飛行機が飛び立つと、雲の層を抜けた途端、雲が眼下に広がりました。

すると、娘は「あ、雲の森だ！」と。こうした隠喩《いんゆ》表現は、詩人でもない限り、なかなか普段はしないもの。さらには、「雲でおにぎりをつくって、それで雪がっせんをする！」とも。雲もおにぎりも雪も、「白くてフワフワしている」という共通点から連想したのでしょう。そうした詩的な表現も創作できるようになってきた今月です。

言い訳やウソも想像力のなせるわざ!?

想像力が高まってきたことに関連してか、「言い訳」も立派になってきました。風呂場でのことです。娘が口に含んだ水を「ペッ」と妹の顔にかけるので、妹がイヤがって泣いていました。私が「何をやったの？」と聞くと、「水をかけたの」と娘。そこで、いつものように「それはいいこと？　悪いこと？」と聞くと、これまでならば「悪いこと」と答えたところを、「だって（妹の）お顔を洗ってあげたかったんだもん」などと言うのです。本当は、いじわるなのか、ふざけていたのか。おそらくは妹が泣く反応を見たかっただけだったのだろうと思います。

親からすれば、そんな低次元な説明は言い訳だとバレバレですが、これも実は想像力のなせるわざ。想像力を駆使して、その場にできるだけ矛盾しない範囲で、自分を正当化できる「言い逃れ」を考える。先ほどの「雲でおにぎりをつくって雪がっせんする」という隠喩も同じことで、現実から一歩自分を切り離して、空想の世界に入ることで、現状を説明しうる別の観点を発見しているわけです。

高度なウソをつくようになってきたのは、親としてはますます複雑な心境ですが（笑）、でも考えてみれば、大人だって初対面の人に「あなた太ってますね！」なんて言いません。社交辞令として黙っているのと同じで、こうした「偽善的なその場しのぎ」は、誰もが通過しなくてはならない社会への第一歩でしょう。

こぼれ話

園で英語のクラスもある娘は、まだまだ英語に四苦八苦しているよう。先日、外でたまたま外国人に道を訊《き》かれたら、「え？　お父さん、英語はなせるの？」と、尊敬の眼差し。急上昇した私の株価を維持するために、超カタコト英語レベルにすぎない事実は伏せておきました。

3歳4ヶ月

旅する視点

「明日」と「明後日」の区別がつくように

娘が、簡単な足し算ができるようになったことを以前（P239）書きました。計算力は「視点転換」の権化と言ってよい能力です。例えば、娘に「2の3つ次の数字は何？」と聞くと、「5」と答えてくれます。これを単なる足し算だと思ってはいけません。

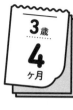

まず「2」という数量に視点を置き、そこから数直線上に3つ先に進めたことで「5」に辿り着く、というダイナミックな視点の動きがあるのです。「数字を順番にかぞえる」ことの応用バージョンです。

そうした視点の自在な移動ができるようになったからこそ、ようやく最近できるようになったことがあります。「明日《あした》」と「明後日《あさって》」の区別です。どちらも未来を示す言葉ですが、指す日は異なります。「明後日」は、「明日の明日」。つまり、明日の時点に視点を移動させて、そこから見た「明日」が「明後日」です。「現在」という時間点に拘束された「私」を、自ら解き放つことができるようになって、理解できる概念です。

このような、体の物理的移動を伴わない「脳内ワープ」は、ヒトにとって重要な意味を持ちます。ヒトとサルの決定的な違いの1つは、「いつ」という概念があることです。例えばサルに「昨年の12月24日は何をした？」と聞いてもわからないでしょう。「時間」という絶対軸は、自分とは無関係に外部の世界に流れています。その外的な尺度の中に、ぽつんと自分が置かれているという客観的な事実がわからないと、日づけを理解できません。

その日づけを理解するために重要な、最初のステップが、「明日と明後日は別」だとわかること。「明後日」がわかるということは、「明日」に自分の身を置いたときに、さらにその向こうも同様な「明日」だとわかることです。[*129] いわゆる再帰的作業の1つです。

こんなふうに観念的な時空を往来することを、専門用語で「メンタルタイムトラベル」と言います。[*130] 心の時間旅行――。これが自在にできることがヒトのヒトたる所以《ゆえん》の1つです。

「メンタルタイムトラベル」で思考が一気に柔軟に

メンタルタイムトラベルができるようになったことで、娘の思考は一気に柔軟になりました。時間だけでなく、他人の「心」にも往き来できる柔軟性が芽生えています。

例えば、私が何か探しものをしていると、「お父さん、なにさがしてるの？ ティッシュ？ ティッシュはあそこ」などと声をかけてくれます。こんなふうに相手の意図をより的確に読むこともできるようになりました。つまり、「相手がいったい何をしているのか？」を推測するために、自分の心を相手の心に脳内ワープさせて、相手の視点に立って、相手が何を困っているかを推察する。その上で（自分ではなく）相手にとっての適切な対処法であろう案を提言するのです。

また、あるときは娘の定期健診があって、妹を一時保育所に預けなければならない日がありました。そのことを話すと、「○○（妹の名前）が1人だったらかわいそう。私もいっしょにいってあげる」と言います。「妹がさみしい思いをするだろうから」と、私が妹の立場だったらばと、自分の心を投影しているわけです。このような共感は、今までには見られなかったことです。ただ、妹の傍《そば》にいたら、肝心の定期健診は受けられませんが。

こうした視点の変換のうち、最も人間らしい投影は、自分に向けられるものです。これは成長に必須です。なぜなら、自分を外から見つめて、他人と比較することができるからです。例えば、「自分は他人に比べて、まだ何が足りないか」など、そんな自分への「気づき」がないと、なかなか成長は難しいものです。娘はまだまだ自己評価ができるレベルには至っていませんが、これから自分を伸ばしていくために必要な初期の階段を上りはじめていることは確かです。

こぼれ話

「今日はパズルで遊んでくれるって昨日約束したのに、お父さん、忘れてたでしょ！」としかられました。

メンタルタイムトラベルと長期記憶の合わせ技。こちらはタジタジです……。

＊129 厳密に言えば、「明日」と「明後日」を正しく理解できるようになるのは、おそらく6～7歳頃です。3歳児では「日周リズム」の概念が曖昧で、昼寝して起きただけで「明日」になっていることも珍しくありません。

＊130 参考文献：Murray B. What makes mental time travel possible? Monitor Staff, 34:62, 2003.

もっと詳しく！大人の脳育ちコラム

しつけの分岐点、「ほめる」と「しかる」

ヒトは扉を開けて室外へ出ます。ただし、扉を開けるだけなら、動物園のサルや、飼いネコでもできます。扉を開けることは、必要さえあれば、自発的にマネのできる行為だからです。けれど、戸外へ出た後、自発的に「扉を閉める」動物はいません。扉を閉めることは「不自然な行為」だからです。

しばしば、子育て本に「子どもの自発性を育む！」などという理念が謳《うた》われています。意地悪な言い方で恐縮ですが、脳科学的に言えば、それだけでは不完全な教育です。自発的に育むことのできる行為と、自発的に育むことのできない行為があるからです。扉を閉める、靴をそろえる、おもちゃを片づける——。こうした行為は、脳にとっては不自然な行為です。自発的には成立しません。これを成立させるのは「しつけ」です。[*131]

おもちゃを箱から取り出すことは自発的にできます。遊ぶために必要なプロセスだから、教えなくても習得します。でも、終わった後に片づけることは、しつけをしないと絶対にできるようになりません。

とはいえ、勘違いしないでください。しつけとは「片づけなさーい！」「片づけないともう遊ばせない！」などと、怒鳴ることではありません。

しつけは、専門用語で「強化」と「弱化」と呼ばれる方法に分類されます。「強化」はほめることで、その行動を再び取るように意欲を強めることです。「弱化」はしかることで、その行動を二度と取らないように意欲を弱めることです。

育児本には、いろいろな「しつけ法」が書かれているように見えますが、いずれも究極的には、この2つのどちらかに分類されます。強化にせよ、弱化にせよ、しつけが行われると、子どもは親の行動や判断をモデルにして、自分に取り入れていきます。このプロセスを「内面化」と呼びます。社会規範や価値観を自分に定着させることです。内面化が成功すると、もう強化や弱化という外的な要因がなくとも、自分の規範に基づいて行動を取るようになります。

子育ての最終目的は「他人の指示を毎回仰がなくても適切に行動できる」ように導くことです。この考え方は本書全体に通じる屋台骨ですので、何度でも言います。「親がいなくても一人で立派にやっていけるように導く」ことこそが教育の神髄です。親としては子どもの独り立ちは、ある意味でさみしいですし、必要とされなくなることは、つらいことでもあります。しかし、子どもは親より長く生きるのが道理。生物としての運命です。と、なれば、しつけを通じて本人の「内面化」を促してやることが教育の基柱《きちゅう》となるはずです。

ほめるべき？　しかるべき？

「ほめる」と「しかる」は、どちらがよいと思いますか？

まず、しかるケースを考えてみましょう。例えばテレビゲームをしている子どもに「コラッ、勉強しなさい！」と言ってやめさせたグループと、「そろそろ勉強はじめたらどう？」と優しく諭《さと》したグループを作って、最終的にはゲームをやめてもらう実験があります。その後、子どもに「あのゲームはどれくらいおもしろかった？」と聞くと、しかられたほうは「すごくおもしろかった」と答えます。一方、優しく諭されたほうは「そんなにおもしろくなかった」と答える傾向があります。

ここにも「認知的不協和」（P274参照）が見てとれます。しかられたほうは「もっとゲームをやりたかったのに、やめざるを得なかった」。強制終了させられただけのことで、この場合は認知的不協和は生じません。ゲームをやめたのは、単に状況が許さなかっただけのことです。つまり、ゲームに対する強い興味は変わりません。

一方、優しく諭されてやめると、「もしかしたら続けられたかもしれないのに自分はやめてしまった」ことになります。つまり、「やめたくなかったはずなのに、やめてしまった」という気持ちと行動の不一致、つまり認知的不協和が生じます。さて、こうなると「ゲームをやめた」という自分の決断を、自分の内面心理から説明しなくてはなりません。説得力のある推論は「実はあのゲームは、それほどおもしろくなかったのだ」「だから私は自らゲームをやめた」でしょう。実際、親が優しく諭す接し方を辛抱強く続けると、いつしかゲームに対する興味を失ってしまうことが、この実験で証明されています。

このように、強くしかるのはできるだけ避けながら忍耐強くしつけることが、理想的な教育です（もちろん実際の子育てでは、そうも言っていられない場面も少なくありませんが……）。

ほめるとしかるのバランスについては、私が研究室で行っているネズミの調教にもヒントがあります。ネズミに迷路を覚えさせるときには、エサをしばしば用います。「できたらほめる」という報酬作戦です。あるいは逆に、ネコのにおいや電気ショックなどの「罰」を与えることもできます。これは「できなかったらしかる」に相当します。もう1つの方法もあります、「できたらご褒美、できなかったら罰」というアメとムチの組み合わせです。

つまり、ネズミを学習させるためには次の3つの調教方法が考えられます。

①報酬（ほめる）のみ

②罰（しかる）のみ

③報酬と罰のコンビネーション

さて、この3つの調教方法で、ネズミが最も速く習得できるのはどれでしょうか。

この答えは、普段からこうした試験を行っている私には、間違えようがありません。成績は「①＞③＞②」の順になります。ほめるだけの指導法が最も効果的なのです。しかってはいけません。しかると、タスクをこなそうとするやる気自体が減じてしまい、結果的に達成率が下がってしまいます。[*132]

ほめることの良し悪し

動物は、報酬がないとほとんど学習できません。だから、ご褒美で釣るという作戦は、生物学的に見れば理にかなっています。

しかし、それは動物の学習の話。ヒトにおいては、全てにわたって現物的な報酬で釣るのは、やはり問題があるように思います。「お駄賃をもらえるから手伝ってあげる」「おもちゃを買ってもらえるからがんばる」ばかりでは、ヒトとして哀しい（有効な手段であることは確かですので、これを積極的に活用することについて否定はしません）。

ヒトにとっての報酬は、目に見える報酬ばかりではありません。心理的な報酬、例えば「できなかったことができるようになって嬉《うれ》しい」「お母さんが喜んでくれるから嬉しい」、あるいは「片づけたら部屋がすっきりして気持ちがいい」なども、物理的な報酬と同じくらい強いものとなります。ですから、心理的な報酬で導くことができる部分は、そうすべきだと思います。ただし、これができるかどうかは、親のほめ方次第です。

ほめることで「内面化」が成立するまでには、3つの段階があります。外発的強化、代理強化、自己強化です。

①「外発的強化」が最もシンプルです。直接ほめることです。ほめられた子は嬉しくなって、また同じことを繰り返します。「好ましい行動」が内面化するのです。これは幼い子ほど簡単に成立します。

②「代理強化」は、友だちや兄弟など、周囲の人がほめられているのを眺めることで生じます。つまり「私もほめられたいからマネをする」という心理を引き出すことで「観察学習」させるのです。直接ほめられているわけではありませんが、ある程度成熟した子どもでは、これだけで充分に内面化が進みます。*133

③「自己強化」は、「自分で自分をほめる」ことです。他人からの評価がなくても、よい行動をとったら、自分で自分をほめて、結果として、好ましい行動が増えていきます。

基本的には①→②→③の順に成長していきます。だから、自分の子どもが今どの段階にいるかを見極めなくてはなりません。「おもちゃの片づけについては段階①」とか「靴をそろえるのは段階②」とか、その子の段階によって、声のかけ方や対応の仕方を細やかに変えていく必要があります。

さて、基本的には「ほめる」に賛成なのですが、一方、ほめるというのは本当に難しいことだというのも事実です。認知的不協和があるからです。既に書いたように、よく絵を描く子どもに「上手に描けたね」「えらいね」などと声をかけるほめ方は、あまり感心しません。

絵を描く子は、描きたいから描いているのです。これを「内発的動機」と呼びます[*134]。ご褒美や名声などの外的理由ではなく、自分の内部から「やる気」が湧き出している状態です。内発的動機には根拠がありません。好きに理由などないのです。

それなのにまわりの大人は、ついついほめてしまいます。すると「絵を描くのが好き」ではなく「ほめられたいから描いている」と、自分の行動の意味が変化してしまいます。

単にほめられたいだけなら、ほかのことでもいいわけです。ですから、「絵を描く」という手段を選ばなくなります。これはもったいないことです。せっかく興味を持っていたのに。

ほめたいからほめる、しかりたいからしかる――。これは単なる親のエゴです。ヒトは高度な認知を備えているからこそ、安易にほめることは有効ではありません。

とはいえ、こうした理想教育論ばかりを掲げたところで、読者の多くは「そんな繊細な育児方法は私にはムリ」と思われるかもしれません。実際、私も理想からは程遠いのが現実です。そんなときはせめて「笑顔で子どもに接する」ように心がけるのです。

例えば、片づけなくて困ったときは、イライラして「なぜ片づけないの！」とか「片づけないならもう遊ばせない」などと怒鳴っては逆効果です。ぐっと気持ちを抑えて、笑顔で楽しそうに、まず自分から片づけをはじめてみましょう。それだけで、きっと子どもは寄ってきます。「楽しそうに何してるんだろう」と。そうしたら、しめたものです。「どう？　一緒にやる？」。そう声をかけるだけでよいのです。

遊びでも家事でも、親が楽しそうにやっているものに、子どもは自然と興味を持ち、マネをしたがるものです。こうした方法で、一度もしからずに、自然と片づけられるようになる、つまり内面化が成立することが証明されています。わが家でも、同じ方法を試してみましたが、確かに、遊び終わったら自分から自発的に片づけるようになっています。

自ら行動してもらうためには、否定語を避け、できるだけ肯定的な言い方をすることも大事です。例えば「おもちゃを片づけないと、もう遊ばせない」とたしなめると、この表現には「ない」という否定語が2回も入ってしまいます。こうした表現は感心しません。この場合は「おもちゃを片づけて、また今度遊ぼう」と肯定文で言い換えるべきです。「歯を磨かないで寝ちゃダメだよ」ではなくて「歯を磨いてから寝よう」。お絵描きが好きな娘が「あと1ページ描きたい」と言ってきたら、「もう1ページ描いたら片づけようね」という言い方をします。辛抱強く続けることで、こうしたマイルドな表現でもわかってくれるようになります。

言葉や表現に気を使っている意図は、「我慢することはイヤなことではない」という雰囲気をじっくりと作りたいからです。自分を否定されるのはイヤなものです。できるだけ肯定的な言葉を使うことで、当人の自制心を通じて「積極的に我慢する」ように導くことが大切です。

子どもは、親の発言に対して敏感です。感情に任せたしつけは、教育ではありません。親のほうも「今の声かけでよかったか」と、一つ一つ吟味すること。子どもに反省させるときは、大人もまた反省しなくてはなりません。

例えば私は、もし約束が守れなくても、頭ごなしにしかることはしません。「歯を磨かないで寝ようとするのはどうしてなの？」「どうしてもっとお絵描きを続けちゃったの？」と、丁寧に理由を聞くようにしています。約束が違うと、つい否定文で叱責したくなりますが、どんな場面でも、否定より肯定が魅力的です。

人の性格についても同じことが言えます。自己否定的な人よりも、自己肯定的な人のほうが魅力的なものです。ネガティブな言葉で自分を卑下するより、ポジティブな言葉で自分を鼓舞するほうがいい。わが子にも、将来は、自己肯定的な人に成長してほしいものです。

子どもの全てを否定する「虐待」は許されない

さてこのコラムの最後に、「虐待」についても触れておきます。虐待は、しばしば社会的ニュースとして報道されます。ニュースを聞くたびに、胸が引き裂かれるような思いがします。

わが子にひどい仕打ちをしてしまうのは、親のモラルや精神状態が問題である場合もありますし、子どもに「障害」があるなどの現実をどうしても受け入れられない場合もあります。常習的な虐待でなくとも、日々の生活に疲れ果て、つい手を上げてしまったことのある親ならば少なからずいるでしょう。子育てにおける理想と現実の板挟みは、想像を絶する苦痛を親にもたらします。普段とは異なる自分が現れたとしても不思議ではありません。

しかし、虐待をしている親は「自分が虐待している」という事実に気づきにくいという点は知っておく必要があります。なぜなら「虐待された子はかえって養育者に好意を示す」ことがあるからです。就学前の幼児は、養育者を絶対的に信頼しています。無条件に親に好意を示します。たとえ虐待されたとしても、親をきらうことは滅多《めった》にありません。それどころか、虐待者に対して、さらに好意を示すことが一般的です。この効果は強烈で、虐待された幼児は、ときに大人になっても虐待者の特徴（例えば体臭など）を好きであり続けます。

どうしてでしょうか。幼少期に甘受できなかった温かい愛情を渇望しているのでしょうか。もちろん違います。憧憬的な心理による埋め合わせではありません。実は、進化の過程で培われた動物の本能なのです。実際、この現象は、ヒトを含めた哺乳類全般にインストールされた自動プログラムで、「トラウマボンディング」と呼ばれます。[*135]

　哺乳類の子は無力です。養育者の存在なくして生存できません。親に見捨てられたら命は途絶えます。だから親に好かれるために、多くの戦略を凝らします。動物の子が、例外なく愛くるしい容姿をしているのは、親の興味を惹くための作戦の1つです。

　トラウマボンディングも、同じアピールの原理が下地にあります。育児放棄の気配を察知したときには、見捨てられない確率を少しでも高めるために、幼児のほうから積極的に養育者に愛着を示すのです。この自動プログラムがヒトの脳にも残存しているということは、この生存戦略が、確かに自然淘汰の過程で有利に働いてきたことの証左です。

　トラウマボンディングは、虐待する親に自分の過失を気づきにくくさせます。わが子が自分を避けるどころか、ますます笑顔で寄ってくるからです。しかし、虐待されて育った子は、うつ病に罹《かか》りやすいなどの、重篤な後遺症が残ります。[*136]虐待の代償はとんでもなく大きいのです。

ちなみに、「虐待を受けた子は、将来、虐待する親になる」という、虐待の世代間連鎖については、現在では、統計学的に否定されています。[*137] この誤った通説も、社会的差別の原因となりますので、一方的な決めつけや邪推は避けるよう、注意してください。思い込みで人を判断してはいけません。

*131 美しい身だしなみと書いて「躾（しつけ）」。これは和製漢字です。語源には諸説ありますが、現在では子どもの教育に転用され、「礼儀や作法を授けること」を指すようになりました。つまり、社会で恥をかかないように導くことが「しつけ」です。

*132 もちろん私もしかるべきときにはしかります。ただし、「しかり方上手」であることが肝心。例えば、しかるときには必ず「逃げ道」を作ってやります。激昂して徹底的に追い詰めるのは論外です。絶対に避けてください。また、夫婦2人が同時にしかることも注意深く避けてください。両親から叱責されると、子どもは八方ふさがりになります。精神的に未成熟な幼児は、この緊張状態に対処する術をまだ持ち合わせていません。どんな場合でも、両親の一方は子どもに寄り添い、心の停留所となるべきです。

*133 自分自身が経験しなくても、他者や先人の経験をあたかも自分の経験として取り入れ、適切に対処できることは、「知恵」の重要な要素です。

*134 参考文献：Ryan RM, Deci EL. Intrinsic and Extrinsic Motivations: Classic Definitions and New Directions.

Contemporary educational psychology, 25:54-67, 2000.

*135 参考文献：Rincon-Cortes M, Barr GA, Mouly AM, Shionoya K, Nunez BS, Sullivan RM. Enduring good memories of infant trauma: rescue of adult neurobehavioral deficits via amygdala serotonin and corticosterone interaction. Proc Natl Acad Sci U S A, 112:881-886, 2015.

*136 参考文献：Pollak SD. Mechanisms linking early experience and the emergence of emotions: Illustrations from the study of maltreated children. Curr Dir Psychol Sci 17:370-375, 2008.

*137 参考文献：Widom CS, Czaja SJ, DuMont KA. Intergenerational transmission of child abuse and neglect: real or detection bias? Science, 347:1480-1485, 2015.

3歳5ヶ月

記憶力のなせるわざ

「こんな夢をみた」と、夢の内容を報告

朝、娘が起きてきて、私に「こんな夢をみた」と、夢の内容を報告してくれました。これは今までにない、初めてのことでした。

ところで、私たちはどうして寝ている間に見るものが「あれは夢だった」とわかるのでしょう？　反対に、今見ている現実が夢ではないことを、どうしたら証明できるのでしょう？

脳の活動を調べてみると、実際にイヌを見たときには、イヌに対応した脳活動が生じますが、夢でイヌを見たときにも同じ脳活動が起こることがわかっています。*138

脳の中の活動は夢も現実もほぼ一緒です。つまり、脳の活動からは、夢と現実の違いを証明するのは難しいのです。だから、私たちが「あれは夢だった」と認識でき

るのは、よくよく考えると、当たり前なようでいて、とても不思議なこと。

にもかかわらず、娘は「今日こんな夢をみた」と報告してきました。私は「脳科学的にそれが夢であることを君はどうして証明できるのかね」と問い正すことはせず（笑）、その内容に耳を傾けてみました。どうやら、自分のこれまでの記憶と経験をもとに、かろうじて夢と現実を区別できはじめているようです。現実の体験はその場に居合わせた人と記憶を共有することができますが、夢の登場人物とは記憶を共有できません。つまり、夢を報告してくれたということは、「夢で私が経験したことを、お父さんは知らない」という視点があればこそです。夢を夢だと認識できるのは、ヒトが自身の社会性を自認できる動物だからです。これもおもしろい発見でした。

「同じじゃない」ことが哀しい

わが家の事情で引っ越すことになり、1ヶ月ほど先立って、娘も、公立幼稚園から、引っ越し先からも通える保育園に転園しました。新学期、まだ引っ越し前のこと。いつものように家を出て駅に向かう途中、今まで通っていた幼稚園の制服を着た子たちの姿を目にした娘。そのとき「○○（娘の名前）もあの幼稚園にいきたい」と、涙目になって言ったのです。

わずか3ヶ月の通園でしたが、これまでの幼稚園での友だちや先生たちとの記憶がある。そして、「もうこの園は自分の通う園ではない」ということをはっきりと自覚できるようになっている。それゆえに生じた涙だったのではないかと思います。親としても、転園ってつらいですね。

こぼれ話

娘と一緒に遊びはじめた「世界の国旗かるた1・2」(学研)。国旗が95種類あるのですが、娘はあっという間に覚えてしまい、私は1回しか勝ったことがない。

これが年齢差の現実でしょうか……。

*138 参考文献：Horikawa, T, Tamaki, M, Miyawaki, Y, Kamitani, Y. Neural decoding of visual imagery during sleep. Science, 340:639-642, 2013.

3歳
6ヶ月

くるりと回転

箸の向きを「反対」にして渡すことでわかること

このところ娘は、頭の中で物事を回転させて考えることができるようになってきました。例えば、食事のとき、向かい側に座っている私のために、箸の向きを「反対」にして渡してくれます。

「どうして反対にして渡してくれたの？」と聞くと、「お父さんは右手でお箸を持つから」と娘。頭の中で、向かい合っている人は左右が逆になるのだということがわかりはじめているようです。こうした思考は、既に述べた「メンタルローテーション」の応用例です（P１４９参照）。

頭の中で回転ができると、遊び方も増えます。例えば「『ぱんだ』を逆さまに言うと？」と聞けば、紙に文字を書かなくとも、頭の中でくるりと反転して「だんぱ」と答えられるようになりました。[139] ただし、文字数が多くなると急に難しくなるようで、4文字単語までが限界のようです。

また最近、娘は、「かえるのうた」や「きらきらぼし」など、簡単なメロディなら、ピアノで弾けるようになりました。指1本ですが……。実はこれも、メンタルローテーションと関係があるのです。音階は、「高い」「低い」と表現することからもわかるように脳内では立体空間として認知されています。[140]「ドレミファソラシ」という音列は、次にまたドに戻りますが、でも最初のドとは違います。音階はドーナツ状の円環を巻き、螺旋《らせん》階段を巡回するように循環しながら上っていくのです。[141] つまり、立体空間内に配置された音を、頭の中で回転移動（メンタルローテーション）できるから、ピアノが弾けるようになった、と考えることができます。ちなみに、音痴の人はメンタルローテーションが苦手なことがわかっています。[142]

私、お姉さんになったでしょう？

先日、娘が「お父さん、見て、見て！」と、豆腐を箸で挟んで見せてくれました。豆腐を崩さずに持つ「力の加減」を身につけたようです。

これを、本人が「見て、見て」とアピールする点が重要です。「今までは豆腐を箸でつかめなかった」という過去を自覚しているし、「それができるくらいのお姉さんに成長した」ということも自覚しているからこそアピールするわけです。そうした成長は、親も嬉しいものですが、何より本人が喜んでいるのです。

こぼれ話

今でも毎日私に「国旗かるた」の相手をさせる娘。カルタを「読み上げる役」と「取る役」の両方を同時にやりたがります。最近は、わざと私に聞き取れないよう「小声」で読み上げつつ札を取る、という「悪知恵」を働かせるように……。

＊139 言語の構造や意味そのものを自分で理解して使いこなす能力を「メタ言語能力」と言います。しりとり、逆さ言葉、ダジャレは、メタ言語能力の初期の芽生えです。
＊140 参考文献：Tymoczko D. The geometry of musical chords. Science, 313:72-74, 2006.詳しくはP１５４にも。
＊141 参考文献：Zatorre RJ, Krumhansl, CL. Mental models and musical minds. Science, 298:2138-2139, 2002.
＊142 参考文献：Douglas, KM, Bilkey, DK. Amusia is associated with deficits in spatial processing. Nat Neurosci, 10:915-921, 2007.

3歳
7ヶ月

子どもは親をよく見ている

娘は名探偵!?

ここ1ヶ月で、娘はさらに抽象的な思考を深化させています。法則を導く、ということもその1つです。

例えば、私が犬の散歩に行くときに最近履《は》くようになった靴があります。娘は「一昨日《おととい》、お父さんがこの靴を履いて散歩に行った」「昨日もこの靴を履いて散歩に行った」のを見ていました。そして今日玄関で、「ボウル（犬の名前）の散歩は、この靴だよね？」とあらかじめ聞いてくる。

そういう「二度あることは三度ある」といった、ある種の傾向やルールがわかるようになってきました。1歳2ヶ月のところ（P109）でも書いた「ベイズ推定」が、より柔軟に応用できるようになってきている証拠です。

「がんばっているお父さん」の気持ちがわかる

娘は他人の気持ちが、よりわかるようになっています。

例えばテレビで誰かが転んだシーンを見ると、顔をしかめて痛そうな表情をします。妹が1人で寝ていると、「かわいそうだから、一緒にいてあげる」と添い寝してやります。

先日は妻が泊まりがけで仕事に出ていたので、私1人で娘2人の世話。まず、先に眠くなってしまった妹を寝室で寝かしつけることにしました。上の娘にはリビングでお絵描きをして待っていてもらうことに。でも、思った以上に妹を寝かしつけるのに時間がかかりました。「ああ、今頃はお絵描きに飽きてしまって、壁やソファーに落書きをして、リビングは悲惨な状況になっているかも……」と心配になりました。

すると「眠くなっちゃったあ」と娘が自ら寝室にやってきました。

私が「一緒に寝る?」「うん」「だったら歯を磨いてからだよ」。そう諭すと、「もう磨いたよ」。今までは親に言われなければしなかったことを、自主的に済ませてきたことにまずびっくり。

そして、2人の娘がようやく寝入った後に、おそるおそるリビングに戻ると、壁やソファーに心配していた落書きはなく、机の上には、きれいに仕上げたぬり絵と、その脇のスペースに、4人の人物が描き加えられていました。
ひらがなで名前が書かれていたので、すぐにわかりました。それは私たち家族4人の一家団欒《だんらん》の情景イラストでした。

こぼれ話

私が夜1人で娘の面倒を見るのは、4人家族になってからは、この日が初めてでした。もしかしたら、私がアタフタしている姿に、娘が気をきかせてくれたのでしょうか。だとしたら、なおのこと、人の気持ちがわかるようになっているのかもしれません。

3歳8ヶ月

なぜ？　なに？　大歓迎！

物事の「ルール」がわかり、先手を打つ

様々な「ルール」がわかるようになってきた娘。じゃんけんをはじめ、いろいろなゲームを、ルールに則って楽しむようになってきました。と同時に、「後出し」すれば勝てるという「反則技」まで自分で編み出すように……。

物事のルールがわかってきたせいか、最近、ぐんと聞き分けがよくなりました。先日のことです。わが家では「食事中はテレビをつけない」という決まりがあるのですが、朝ちょっとニュースを観たくて、私が食事中にテレビをつけたのです。すると「テレビがついていると○○（娘の名前）も観ちゃうから消して」と娘。そんな自制心がますます強くなってきました。

これは「テレビが映っているとつい観てしまう」という自分の傾向をわかった上

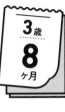

での対応です。なぜ、「テレビを観てしまう」ことが娘にとって問題かといえば、「テレビを観ていると登園の時間が来てもずるずるしてしまう」→「お母さんに『早く』と急かされる」→「それがイヤだから最初からテレビはつけない」……簡単に言うと、お母さんにしかられないように先手を打っているのです。これも、物事のルールがわかり、順番をつけて考えられるようになったからこそ思い至る予防的対処です。

「なんでイチゴはあかいの?」――「恐怖の質問」期がやってきた

娘から「なぜ? なに?」の質問攻めも増えてきました。しかも、答えるのに難儀するレベル。

例えば、「今日はなんようび?」と聞く娘に、「火曜日だよ」と答えると、さらに「なんで?」。「今日が火曜日である理由」を問うわけです。ね、答えにくいでしょう? どんなに面倒でも、私は娘の質問には、適当に流さずに真剣に答えるようにしています。「なんでお父さんの手は、私のより大きいの?」「なんでボウルはイヌなの?」「なんでイチゴはあかいの?」「なんでミカンの2個も、リンゴの2個も、2なの?」……。以来、娘は私の姿を見つけると「恐怖の質問」をしはじめます。

ところで、最近知ったのですが、娘が通っている園では、加減算やローマ字の読み書きなども教えてくれます。まさかと思い、娘に問題を出してみたところ、確かに2桁の足し算や引き算を解けることがわかりました……。繰り上げも繰り下げも自在にしながら。

成長をたくましく思いもしますが、ちょっと複雑な気持ちもあります。確かに、そうした早期学習を通じて、親子の交流が深まることはあるでしょう。親が喜べば、子どもも嬉しくなり、さらに勉学に励むようになる相互交流は、決して悪いことではありません。これも1つの親子の形です。

一方で、この年齢でもう習わなくてはいけないこと？　とも思うのです。小学生になればいずれ習うこと。もちろん、できていけないことではありませんが、私は、幼児期には、知識の先取りよりも、自制心や好奇心や理解力を大切に育てたいと考えています。つまり、将来、知識をスムーズに吸収し、それを適切に活用するための土台を築くことです。

ちなみに、計算ができるようになった娘ですが、機械的な記号操作で「答え」だけは正しく導きはするものの、計算そのものの意味については、どうやら理解してはいないようです。それはそれで1つの技能なので驚きますが、でも、いつか「この計算にはどういう意味があるの？」「なぜ？」と、私に質問してくれないかなぁと思っています。

こぼれ話

昨年までは、手を焼いたら、

「サンタさんに『クリスマスは来なくていいよ』って電話するよ」

と言うだけで、親の言うことを聞いてくれた娘。

今年も「サンタ法」でいこうと思い、サンタに手で電話をかけるフリをすると、ニヤニヤ笑いながら「手の電話じゃ、サンタさんとお話できないよ」ですって！　一本取られました。でも、それで言うことをきちんと聞いてくれました。サンタは強し。

もっと詳しく！大人の脳育ちコラム

脳の目覚ましい学習

大地に一直線に延びる道路。その真ん中に立ったことを想像してください。道の両エッジは遠方になるほど狭くなり、地平線で交わっています。壮大な遠近を感じます。

私たちが当たり前のように感じるこの見え方は、実は全く当たり前ではありません。なぜなら、目が見えずに幼年期を過ごした人が、開眼手術によって初めて「光」を感じたとき、「遠方が小さく見える」ことに驚くからです。地平線へ延びる道の遠近感は、初めて見る人にとっては単なる「三角形」です。鉄塔や富士山と同じ三角形です。遠近と高低の区別がつかないのです（P316図1）。その人の感じ方が風変わりなのではありません。奇妙なのは、実は、私たちのほうです。

図1　どちらも網膜上では「三角形」

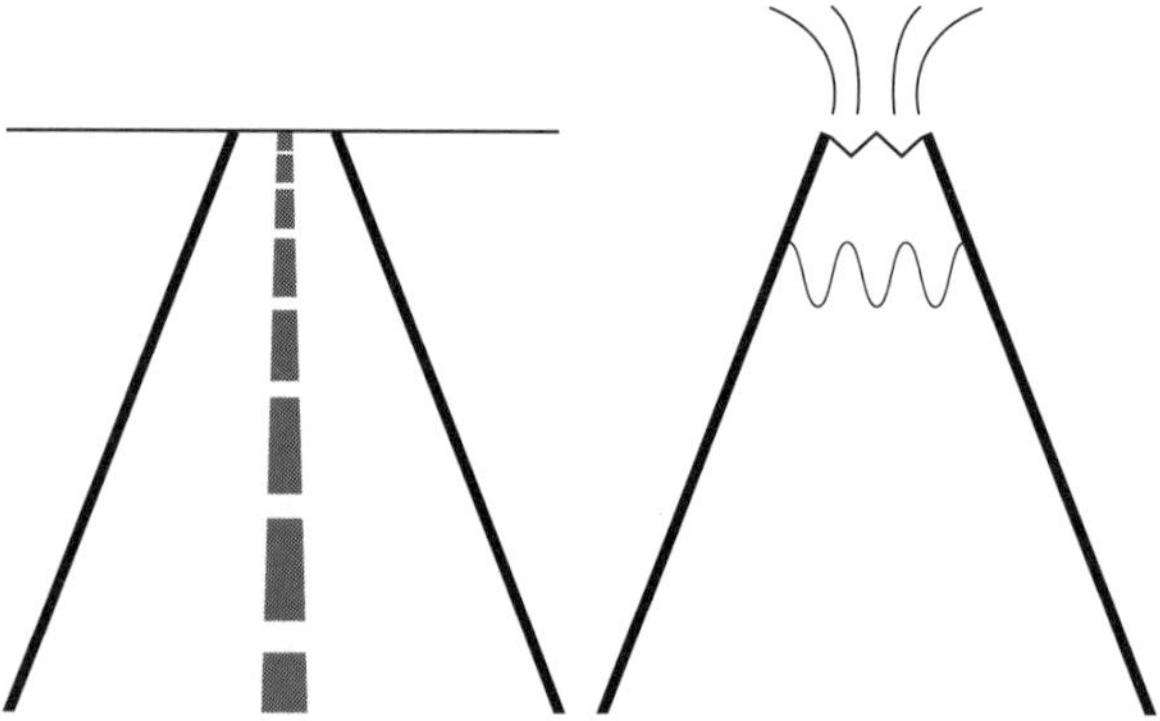

冷静に考えてください。この世は3次元立体の空間世界です。しかし残念ながら、目の網膜は2次元平面にすぎません。目で捉えた光はレンズを通じて網膜に映写されますが、その写像は、写真のようにペラペラで、奥行きの情報が欠けています。脳は、その不完全な2次元情報から、元の3次元世界を復元しなくてはなりません。見えているものが、「上vs下」なのか「遠vs近」なのかを、過去の経験から読み解くのです。

こんな実験があります。ネコを、視界のきかない暗闇では自由に行動させますが、明るい昼間では体を固定してしまい、部屋を動きまわらないようにして育てます。そうして「視覚経験」のないまま成長したネコを、ある日、明るい部屋で自由にさせると、物にぶつかったり、前足で上手く物にリーチできなかったりと、空間認識に異常を示しました。もちろんネコの目は正常です。脳細胞もきちんと光を感じています。しかし、必要な「見え」が生じないのです。

「近づいたら大きくなる」「近くの物体は遠くの物体よりも視野内の動きが大きい」などの経験が不足しているのです。環境を動きまわって感じとった体験がないと、網膜の2次元像を正しく解釈することができません。つまり、見えるから「移動」できるのではなく、移動するから「見える」ようになるのです。

適切な視覚経験は、乳幼児期に行うことが必須です。大人になってから「見る」能力を獲得することはほぼ不可能です。特定の感受性期を逃すと学習が難しくなる能力は、言語音[*143]や絶対音感など、いくつか知られていますが、「見る」は特に獲得時期が厳しいものの1つです。

では、空間を移動する視覚経験さえあれば、もうそれで充分かというと、そうではありません。ブランダイス大学のヘルド博士らの有名な研究があります。ちょっとかわいそうですが、図2のようなメリーゴーランド装置に、2匹のネコを吊り棒

図2　ヘルド博士のゴンドラ実験

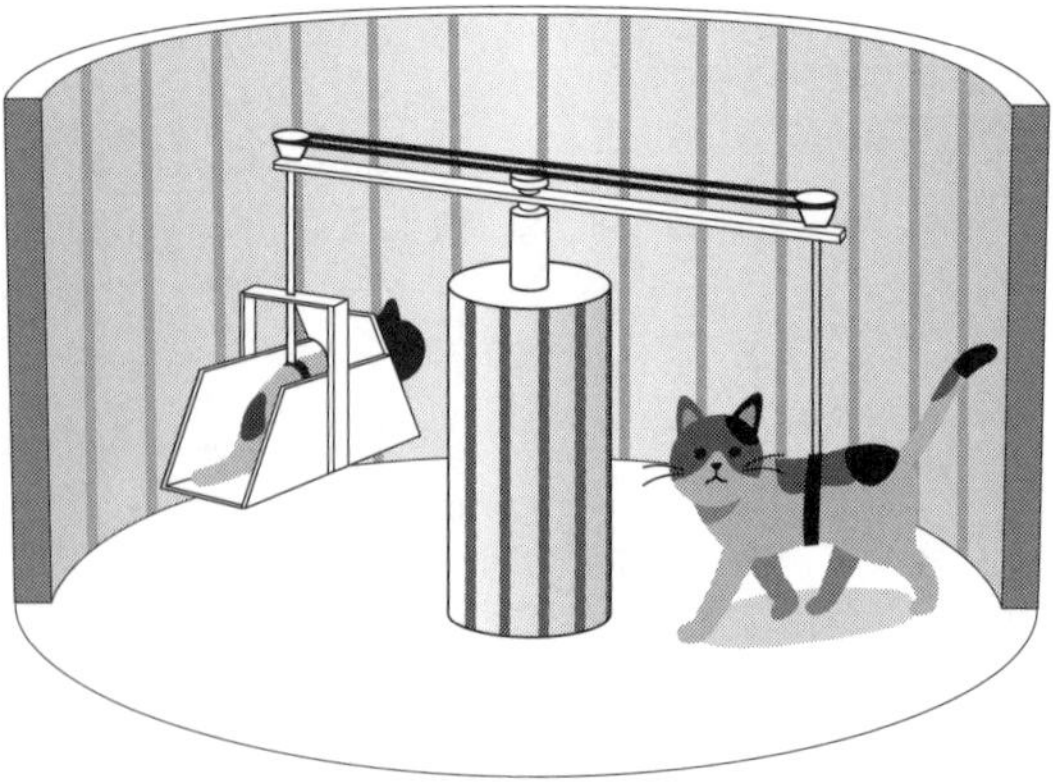

でつなぎます。棒は円柱で支えられています。1匹のネコは自分の足で歩いて空間内を移動することができますが、もう1匹のネコはゴンドラに乗せられています。相手のネコの動きに応じて、受動的に空間移動するわけです。

2匹のネコが経験する視覚刺激は同じです。ところが、自分の足で歩いたネコは世界が見えるように成長しましたが、ゴンドラで育ったネコには「見え」が生じませんでした。受動的な視覚刺激は「視覚経験」としての効果がないということです。自らの手足で積極的に環境を移動しながら得る視覚経験が、「見え」を形成するのです。

ヒトの話に戻りましょう。赤ちゃんの積極的な「移動」は、まず寝返りからはじまります。寝返りすると体がグルリと移動します。見えている風景も上下反転します。次に、赤ちゃんはハイハイを覚えます。これにより移動範囲が劇的に拡大し、視覚経験も一気に豊富になります。そして、いよいよ2本足で立ちます。前後左右だけでなく、上下方向の視点移動による視覚経験が加わります。地平線に延びる道路の遠近感は、私たちがこうして自らの手足を使って、じっくりと成長してきたからこそ、初めて感じることのできる「立体感」です。それは単なる平面の三角形が放つ、壮大なる信念のオーラなのです。

「ピピピ信号」を選別する脳の「奇跡」

こうした「世界」の見えの話題は、実に奥深いものがあります。さらに深入りしてみましょう。

自分が「脳」という臓器になったら、どうなるかを想像してみてください。脳といえば知能を生む最高枢軸です。脳なんかに化けたら、さぞかし知性に磨きがかかり、キレキレの天才になりそうです。しかし、このイメージは、脳の真の姿とは随《ずい》分《ぶん》と異なります。

まず忘れてはならないことは「脳は頭蓋骨の中にある」という事実です。いわば暗室です。脳は外部から遮断された孤独な存在であることに、ぜひ気づいてください。外界との接点は、主に、身体からの感覚入力と、身体への運動出力です。つまり、脳は間接的にしか外部とつながっていません。

身体情報への入出力は、神経線維を通る電気信号が媒介します。この電気信号はスパイクと呼ばれ、0と1のデジタル方式です。「見える」や「聴こえる」もデジタル信号です。これは重要な事実です。光や音はそのまま脳に届くわけではありません。網膜や内耳《ないじ》で、光や音などの物理情報がデジタル変換され、その電気信号が「ピッピピッピ」というモールス信号状[*144]になって、脳に届くわけです。視・聴・嗅・味・触、すべての身体感覚は、脳に入ってくる時点では、デジタル変換後の「ピピピ信号」です。では脳は、怒濤《どとう》のように押し寄せるこのピピピ信号を、どのように適切に読み解いているのでしょうか。

再度問います。「脳」になってください。あなたは頭蓋骨という暗室に幽閉されています。今、手で触れた感覚がピピピという信号となって脳に入ってきました。

図3　なんだ、この抽象絵画は？　それとも宇宙人の楽譜？

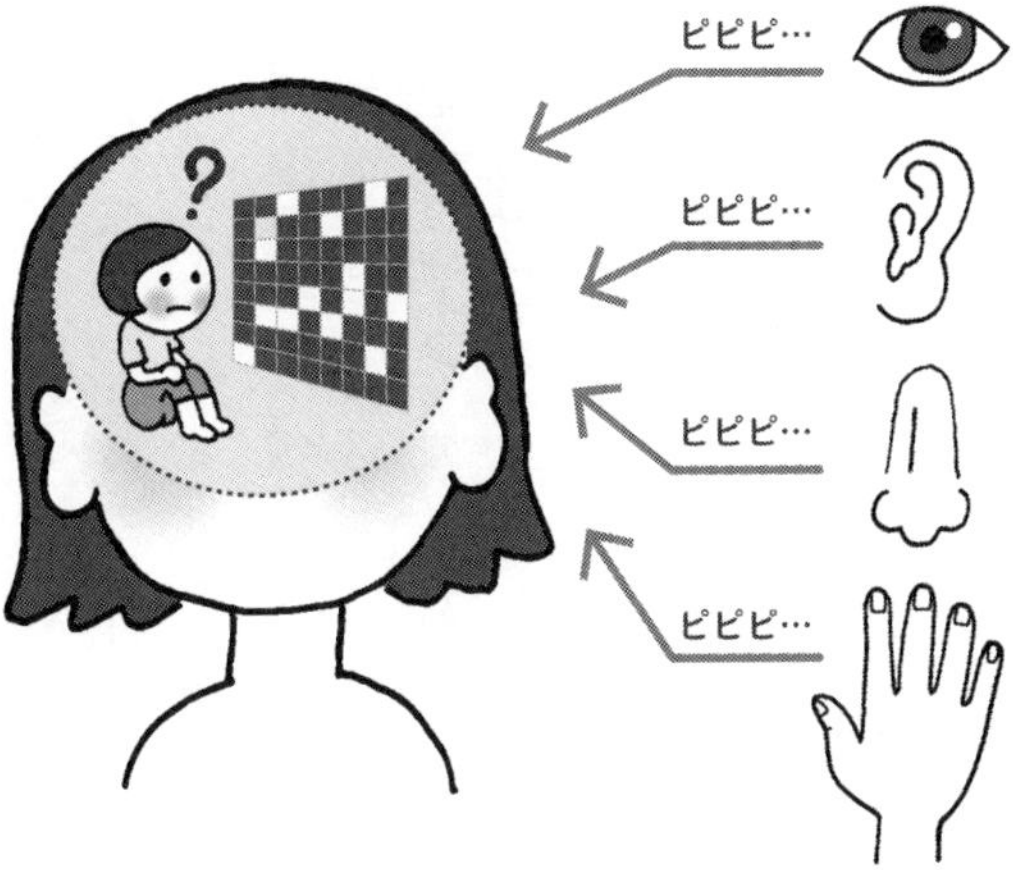

このとき、あなたは、そのピピピ信号が視覚でなく触覚であること、さらには、足でなく手の触覚であることを、どうすれば知ることができるでしょうか。頭蓋骨の外に出てピピピの発信源を確かめることはできません。あくまでも脳内にとどまり、そこに届いたピピピ信号のみから、全てを読み解く必要があります（図3）。ほとんど絶望的な作業であることが想像できるでしょう。

脳には膨大なピピピ信号が、全身から絶え間なく届きます。その一つ一つのピピピ信号を、私たちはほぼ間違えずに読み解きます。大人になった私たちにとってみれば、外界を感知することは当然のことのようですが、実は、これはほとんど奇跡的なことです。

赤ちゃんの脳は、自身の経験を通じて、ピピピ信号から「世界の有り様《よう》」を、必死に学習しています。例えば、「新生児の目はまだ見えてない」と、よく言われます。厳密に言えば、目は見えています。多少ピンボケかもしれませんが、網膜で受け取った光は、ピピピ信号となって、確かに脳に届いています。しかし、この頃の脳はまだまだ経験不足です。そのピピピ信号が、目からやってくる視覚情報であることに、赤ちゃんは気づいていないのです。見えているけれども、「見え」が存在しないわけです。

逆に、世界の有り様《よう》についてはこう言えます。「まず世界があり、それを脳が受動的に感じとっている」のでなく、ピピピというモールス信号を積極的に解釈することで、「この世界の有り様《よう》を脳の内部で再構築している」と。赤ちゃんが習得していることは、そうした「世界」の復元作業です。一生懸命にならざるを得ません。

では、次の問いです。あなたの右手を眺めてください。さて、それは「あなたの右手」でしょうか。「バカげた質問だ」と一蹴されそうです。でも改めて考えてく

図4　コリンズ博士の実験

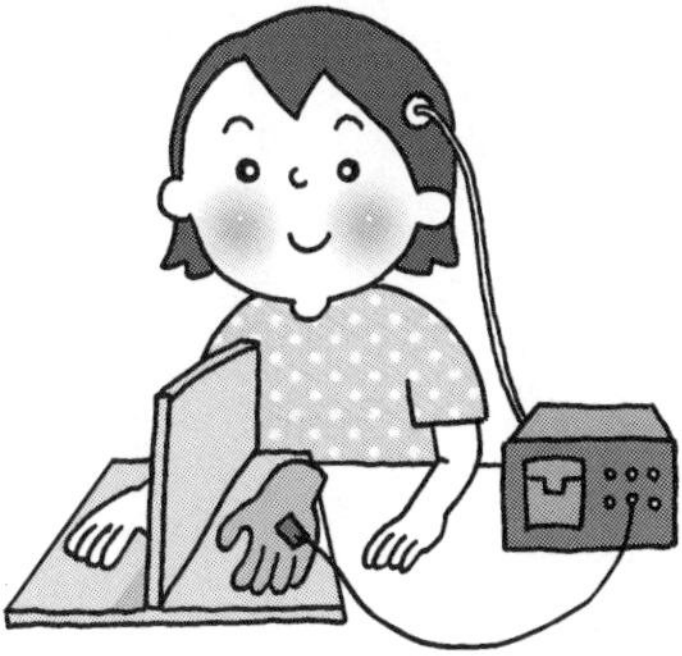

ださい。どうして、その手が「自分の身体の一部だ」とわかるのでしょう。

今見える右手は、網膜でピピピ信号に変換されて脳に届き、脳内で再構築された「手」の見えです。でも、今目の前にある本の文字も、脳内では、やはり同じようなピピピ信号です。しかし、なぜ手のピピピにだけ「所有感」が生じるのでしょうか。

ワシントン大学のコリンズ博士らの実験がヒントになりそうです。脇に置かれた模型の手を眺めてもらいます。その模型の手を自動装置がポンポンと軽く叩いているのが見えます（図4）。

そこで、叩くタイミングに合わせて脳の体性感覚皮質をピピピと人工的に刺激すると、模型の手があたかも本当の「自分の手」であるかのような、生き生きとした所有感が生まれるのです。この感覚は、刺激を開始してわずか6秒以内に生じます。

身体イメージは、実のところ、確固たるものではありません。模型の手が叩かれているという「見え」のピピピ信号と、脳への人工ピピピ刺激が同期するだけで、見えている義手が、身体の一部であるという「実感」に化けます。わずか6秒で体の輪郭が変わってしまいます。身体イメージは、かくも脆《もろ》いものなのです。

赤ちゃんが学んでいることも、これに似ています。自分の体がどんな形をしているのかを、赤ちゃんはまだ知りません。腕が2本あって、指が10本ある……。これは大人の目線での知識です。赤ちゃんの脳は、この世界に生まれた後に、自分の体の形状を、脳に届いたピピピ信号の「同期性」を通じて、学習していくのです。

私たちの世界は「ピピピ信号」の「学習」によって作られる

脳に届く膨大なピピピ信号の中から、関連のありそうな情報を選定して、それに「意味づけ」を与えていく。これが脳の「学習」の実体です。

耳が聴こえない、あるいは聴こえにくい方が装着する「人工内耳」インプラントでも、似た現象が生じます。人工内耳は、マイクで外部の音を拾って、それを機械的に刺激パターンに変換し、耳の蝸牛[*145]の神経細胞をピピピと電気刺激する小型装置です。

人工内耳を手術で耳に移植すると、初めは周囲の音が、ロボットが発する電子音声のように聞こえるそうです。猛烈な違和感です。それだけではありません。人工内耳がマイクで拾った音を電気変換するには、それなりの時間がかかりますから、視覚との奇妙な時差もあります。手術を受けた人は、まさかこれが「音」だとは、とうてい許しがたい不自然さを感じると言います。

ところが、そのまま装着し続けると、いつしか一体感が生まれ、その電子音が自然な音声に感じられるようになります。早ければ術後1ヶ月以内に、誰の声かを聞き分けたり、電話で会話できたりするほどに慣れてしまいます。人工的に決められたピピピ信号でも、いずれ「自然な音声」に聞こえるようになるということです。脳は人工ピピピ信号からでも世界を復元できるのです。

なんとも不思議な気分になります。——はて、私たちが今感じているこの世界は、いったい何なのでしょうか。脳内信号の実体は、ピピピ信号にすぎないのに、なぜ世界は、こんなにも彩り豊かなのでしょうか。

この問いは、究極的には次の疑問に行き着きます。——脳が描き出した「世界像」は、どれほど「現実の世界」を忠実に再現できているのでしょうか。

私たちがやっていることは、ちょうど宇宙の果てから届けられた「楽譜」を読み解いて、宇宙人の「音楽」を再現することに似ています。宇宙人がどんな楽器を使っているかは、地球人にはわかりません。ドレミファソラシドの音階を使って音楽を奏《かな》でているのかさえわかりません。楽譜は、ただの抽象的な記号の羅列です。その楽譜から、どのように音楽を正しく復元したらよいのでしょうか。それが私たちの脳のやっていることです。

いえ、本当を言えば、脳のピピピ信号を、宇宙人の楽譜にたとえるのは、正確ではありません。なぜなら、それが「楽譜」であるのかさえわからないのが実状だからです。

「脳」が知ることができる情報は、生まれてこのかた、抽象的なピピピ信号のみです。私たちは、ピピピ以外の信号を、一度も感じたことがないのです。ピピピ世界こそが、私たちの全てです。だから、ピピピ世界以外に「現実の世界」などという仮定を、脳の外部に設定することは無意味です。あるかないかもわからない「世界」なのですから。

それはちょうど、宇宙から届けられた信号を、「これは宇宙人の楽譜に違いない」と勝手に思い込むことに似ています。「この楽譜には元の音楽があるはずだ」と想定するのは、とんでもなく無根拠です。

これと同じことです。脳のピピピ信号が「現実の世界」の情報を運んでいると仮定することは無謀です。「宇宙人の音楽」が単なる仮定にすぎないように、脳にとって「現実の世界」は、ただの仮想でしかありません。いわば幻覚です。脳にとって唯一確実なことは、「私」とはピピピが綾《あや》をなす大海に浮かんだ存在だということだけです。それは「意味」を伴わない抽象世界。いや、意味という概念すら無効な、ピピピのみの純世界です。

はて、困りました。私たちが、今まさに生き生きと感じている「この世界」は、いったい何なのでしょうか。脳は確信犯です。幻覚を、幻覚だと感じさせないよう、私たちに巧みに演出してみせる詐欺師です。そして、私たちは、それが幻覚にすぎないことを、心のどこかで薄々知りながらも、あえて疑うことを避け、「この世界」の虚構にどっぷりと浸かり、人生を堪能しています。

赤ちゃんの脳が学習していく様子を眺めていると、ふと、そんな当たり前の、でも普段はつい忘れがちなことを再認識します。脳ってやっぱりスゴい。

*143 例えば、日本語の環境で育っていると「L」と「R」を聞き分ける能力は、生後10～12ヶ月までにかなり低下します（参考文献：Kuhl PK. Early Language Learning and Literacy: Neuroscience Implications for Education. Mind Brain Educ 5:128-142, 2011.）。

*144 長さの異なる符号を組み合わせて、文字や数字を表す信号。20世紀前半に電報などの文字通信や船舶信号などで多く使われました。

*145 カタツムリのように渦を巻いた内耳器官。ここで音声信号が神経デジタル信号に変換されます。

3歳 9ヶ月

「自分の理想像」を目指して

そこに「理想」があるから

先日、私は愛犬ボウルに軽く手を噛《か》まれて、ちょっぴりケガをしてしまいました。すると、それを見ていた娘は「だいじょうぶ?」と言って、部屋から出て行きました。しばらく戻ってこなかったので、何をしているのかと思っていたら、絆創膏《ばんそうこう》を探してきて、親切にも裏側のテープまではがして、手渡してくれました。ここまで複雑な気遣いは、今まであまり見られなかったことです。イヌに噛まれたお父さんは、きっと手が痛いだろうと「予想」し、治すには絆創膏《ばんそうこう》が必要だと「対処」する。そんな「他者の心」を媒介した、より複次元化した「予測と対処」の能力が発達してきたようです。

これに関連してもう1つ、大きな進歩がありました。それは、娘が誤字や脱字を指摘できるようになったことです。私の書いた文字を見て、「お父さん、ここ『て』がぬけてるよ」なんて言われることも！　それは、娘の頭の中に「理想」とする正しい文章があり、それに合わせて「対処」したということ。

絆創膏を持って来てくれたことも同じで、根底に自分が「理想」とする行動規範があり、それが娘の場合は、「絆創膏を貼ってあげる」ことだった。そうすると早く治るからと、「理想」に向かって「対処」しているわけです。

自分の中にある理想像に近づこうとするモチベーション。人間の成長の原動力ですね。

こぼれ話

絵が下手な私。
この前、娘に「イヌを描いて」とリクエストされて描いたものの、どう見てもネコ……。気まずい空気が流れるなかで、娘が一言、
「大丈夫！　これイヌだから」。
そのフォロー、余計に傷つくんですけど！

3歳10ヶ月

見栄は理想へのモチベーション

「見栄を張る」ことで、また一歩成長する

最近、見栄を張ることも出てきた娘。先月、自分の理想像に近づく行動をとるようになったことを書きましたが、見栄を張ることは、その延長だと言ってもよいでしょう。

先日、両親の金婚式があり、郷里の親戚一同が集まりました。そこには、娘より年上のいとこたちも来ていたのですが、その子たちの視線があるせいか、娘は「えらい子」になろうとするのです。

その後は自宅でも変化がありました。これまではたっぷり90分かけてご飯を食べてきた娘。これが忙《せわ》しない毎朝、親の悩みの1つでした。今では多少は早く食べるようになりました。お風呂でも私が洗っていたのに、今は「じぶんで洗う！」と言

うことも。見栄を張るのは成長の1つ……でも、必ずしもまだ上手に洗えるわけではないので、なかなか扱いが難しいところでもあります。

娘の頭の中には、「えらい子」という理想像があるのですが、第三者の目があることによって、理想像へ近づこうとするモチベーションがさらに強くなる。逆に言えば、誰も見ていないと手抜きをする、ということにもつながるので、「ちょっとズルくなってきた」とも言えます。

ほかにも娘は、いとこたちが箸を使っているのを見てマネをし、晴れて補助つき箸を卒業。歯磨きや着替え、風呂、就寝、トイレを含め、基本的に身のまわりのことは一通り、自分でできるようになりました。「見栄を張る」ことで、また一歩成長したのです。

こぼれ話

節分で、年の数だけ豆を食べようというときに、突然、娘が豆をゴミ箱に捨てはじめました。びっくりして理由を聞くと「だって、お父さん、46個も食べたら、お腹壊しちゃうでしょ」。

その後、妻にたしなめられたようで、豆をゴミ箱から私の皿に戻してきました。

余計にお腹を壊しちゃうよ、それ……。

3歳11ヶ月

なりたい自分を内面化して

「4歳のお姉さん」を自覚して、「あいさつ」ができるように

もうすぐ4歳を迎える娘。ここ最近で特筆すべき変化は「あいさつ」ができるようになったこと！　娘のクラスメイトにはとっくにできている子も多いのですが、恥ずかしがったり、すねたりして、どうしてもできず……4歳を目前にやっと自発的にできるようになってきました。これも「4歳のお姉さんになる」という自覚の1つだろうと思います。

また、娘は相変わらず数字が好きなのですが、気づいたら暗算ができるようになっていました。「3＋4」くらいの単純な計算なら、指や鉛筆を使わなくても、一瞬で「7」と答えが返ってきます。

「暗算」に象徴されるように、「体を使わずに何かをする」のは、人間だからこそ

できる技です。声に出さずに文字を読む「黙読」も同じです。指を使って計算したり、口を使って読まなくても、心の中でそうしたフリをすれば、計算や読書ができる。これも広い意味での「内面化」。身体運動の内面化です。暗算をする娘も、身体の内面化が進みつつあると言えるでしょう。

お姉ちゃんの悔し泣き

社会のマナーも「内面化」ができるからこそ生まれるのです。娘の場合は「4歳のお姉さんとはどういうものか」を自分の中でちゃんと内面化していて、その理想通りに演じるわけです。先述の「あいさつをする」もその1つです。

あいさつができるようになった娘は、「ごめんなさい」も自ら言うように。

先日はこんなことがありました。朝食のとき、味噌汁をこぼした娘が、急に「ごめんなさい」と言って泣き出しました。こんなことは初めてでした。これまでは、遊びながら食べこぼしてしかられても、泣くことはありませんでした。しかも今回は遊ぼうとしたのではなく、きちんとご飯を食べようとして、少しこぼしただけです。つまり、しかられるから泣いたわけではなく、失敗したから悔しくて泣いていたのですね。これも演じられなかった「理想の自分」が内面にあるからこそです。

これまでも、トランプゲームで負けて悔し泣きをする、ということはありました。
でも、今回は負ける相手が他人ではなく「自分」だというところが大きな違いです。
「自分に負けた」という感覚も、内面化の象徴。慌ただしい朝の1コマでしたが、
ふと、潤いのある空気が流れました。

こぼれ話

折り紙ができるようになってきた娘。
なぜか私に向かって、得意の紙飛行機を投げてきます。
上手に折られているときには、先端が尖っているので、素足に当たると痛い。
君が作ったのは、飛行機じゃなくて、「飛び道具」って言うんだよ……。

4歳 この世界に慣れてきた

子どもは大人よりも「顔」を重視

描く絵がどんどん内容が豊かになってきています。特に注目すべき変化は、人物の顔に、白目と黒目、つまり「瞳」を描くようになったこと。そのため、人物に「視線」が生まれ、以前よりも表情を生き生きと描き分けるようになりました。人物に視線があるということは、描く側が、その描かれる対象となる人物の立場になって視線の行く先を考えて描いているわけで、その絵に一種の「物語性」が生まれています。

人間の「顔」は、体表のわずか2%しかありません。そう聞くと、びっくりする人が多いのですが、それだけ普段から顔を注視しているということの裏返し。体表のたった2%しかない顔ですが、顔の筋肉は約45個もあります。これは、全身の筋肉の実に7％に相等します。つまり計算上では、顔には、その他の場所の約3・5倍もの筋肉があるということになります。

これだけ顔の筋肉が発達しているのは、表情を豊かに作るためでしょう。だからこそ相手の脳も、顔という部位を自然と注視するようにできています。幼児は、顔から直接、手足が生えている不思議な絵を描く時期があります。身体が省略された「人」の絵は、子どもが大人よりもなお「顔」を重視する傾向が強いことを表しています。

「うっかりミス」ができる！

今月はもう1つ、見逃せない変化がありました。それは、娘が最近「言い間違い」をするようになったことです。例えば、「お父さん」と呼ぼうとして、うっかり「お母さん」と呼んでしまうような、そんな種類の言い間違いです。

ごく小さい頃にある、「とうもろこし」を「とうもころし」と言ってしまうような、言語力が発達していない時期の言い間違いは、単なる記憶違いか、舌足らずによる発音ミス。先の例のような言い間違いの場合、大人にはよく起こりますが、ごく小さい子どもには、あまり起こりません。子どもはまだ、言葉を話すことに全力で向き合っている状態だからです。

娘に「言い間違い」が起きたのは、それだけこの世界に慣れてきたことの証拠です。日常の会話に全身全霊のエネルギーを注ぎ込む必要がなくなったのです。頭の中で軽くあしらって言語処理しているからこそ、こうした「うっかりミス」が起こるわけです。

言葉を話すことが、脳にとって負担ではなくなり、自然な行為の一環となったとも言える変化です。

いざというときに集中して力を発揮できるのは、普段余分な力を抜いて、リラックスできていればこそ。うっかりミスもリラックス状態で起きます。娘の脳の使い方も、また1つ進歩したと言えるでしょう。

こぼれ話

飲み物が欲しいと言う娘。

冷蔵庫を覗《のぞ》いたら、リンゴとオレンジのジュースが。

ところが、うっかり言い間違えて「リンゴジュースにする？　アップルジュースにする？」と聞いてしまった私に、
すぐさま「それ、同じじゃん」と真顔でツッコミ……。

なにげにショック。

もっと詳しく！

大人の脳育ちコラム

「絵本の記憶」

記憶はふわふわとした綿菓子に似ています。どちらも、どこか捉えどころがなく、常に不思議な存在です。実体に迫ろうとつまみ取れば、手の中で溶けて消えてしまいます。

綿菓子は、近くで拡大して見るとチクチクして荒々しいのに、離れて見れば青空に浮かぶ白雲のように見えます。記憶も同じです。どんなにつらい体験でも、時が経って振り返れば、甘美に映るものです。

絵本――。きっと誰にとっても、絵本は、そんな綿菓子のようにデリケートな記憶を宿しているはずです。長い人生の、ほんの最初の数年間に、人生で触れる絵本の大半に接することになります。親との接点、仮想世界との接点。あの原体験は、大人になった今でも、私たちの心の中で、自分を映す鏡として生きています。

卵から孵《かえ》ったばかりのヒナは、最初に目に入ったものを、親だと信じ込んで追ってまわります。「ローレンツ刷り込み」と呼ばれる脳内プログラムです。ヒトにはここまで強烈な原体験の焼きつけはありません。

しかし、こんな実験があります。ハイハイのできるようになった10ヶ月の赤ちゃんに、黄色い車のおもちゃを見せる実験です。赤ちゃんがたまたまおもちゃに近寄ったら、甘いミルクを口に含ませます。これを何度も繰り返すと、おもちゃに近づけばミルクがもらえることに気づきます。すると、当初は黄色い車に興味を示さなかった赤ちゃんが、何度も黄色い車に近づくようになります。黄色い車を「好き」になったのです。これは「快の転移」と呼ばれる現象です。本来、黄色い車そのものに価値はなかったはずですが、ミルクという快信号が引き金となって、黄色い車への好意が生まれます。

おもしろいことに、この実験で生じる効果はそれだけではありません。「汎化《はんか》」が生じます。この子は、実験に使った黄色い車だけでなく、ほかの黄色い車も好きになるのです。それどころか、黄色いもの全般が好きになっています。*146

こうして幼い頃に植えつけられた「嗜好《しこう》」は、その後も、脳に残り続けます。幼稚園の黄色い帽子が好きだったり、太陽に向かって花開く黄色のヒマワリが好きだったり、噛めば弾ける黄色のレモンが好きだったり、秋になれば黄色に色づくイチョウの葉が好きだったり――。大人になってさえ、その人の好みに影響を残すでしょう。

注意してください。当人は「なぜ黄色を好きか」と訊かれても答えられません。1歳になる前の経験は、意識の上には表れないものです。まさかそんな実験をされたことなど、成長後は夢にも思わないでしょう。自分でもはっきりと理由を説明できないのに、ただなんとなく好きな色が黄色なのです。潜在的な親近性です。

絵本は潜在的親近性の結晶です。もし皆さんが、「絵本」という存在に対して、そこはかとなく心温まるものを感じるとしたら、それは幼かった頃に、親が絵本を通じて、溢れる愛情を注いでくれたことの、密やかな証《あかし》です。

「絵本はその人の来歴を映し出す鏡」だと言われるのは、まさにその点にあります。親に絵本を読み聞かせてもらっている子どもは、脳の前頭葉《ぜんとうよう》が強く活動していることが知られています。[*147] 親子のコミュニケーションが多ければ多いほど、脳は強く活性化します。ここで言うコミュニケーションとは、言葉のやりとりに限りません。指で差す、見つめ合うなどの非言語的なやりとりも含まれます。また、絵本を読み聞かせれば聞かせるほど、親のほうも子どもに対する愛情を深めるという調査結果もあります。[*148] つまり、絵本は親子が心の波長を共鳴させる舞台なのです。

絵本は、もう1つ大切な脳の性質を引き出します。それは「プレ知識」と呼ばれるものです。誕生前から存在する記憶のことです。脳には、誰から教えられなくても、特定の傾向が、生まれながらにして備わっています。例えば、赤ちゃんは甘いものが大好きです。[*149] これは世界のどの文化のどの民族でも同じです。赤ちゃんのデフォルト嗜好は万国共通なのです。

甘いものだけではありません。温かいもの、ふわふわしたもの、丸いもの、赤味がかったもの——。こうしたものを赤ちゃんは、誰から教えられるともなく好みます。これがプレ知識です。

実は、長く愛されている名作絵本には、こうした脳のデフォルト嗜好の生理にフィットする要素が、必ず含まれています。だからこそ、絵本の魅力は、国境を越えて、時代を超えて、普遍的です。描かれるモティーフや背景、テーマ設定はもちろん、登場キャラクターや妖怪にさえ共通性が見られるほどです。児童文学評論家のトレイシー・マルチーニさんは、絵本に広く共通する要素を9つ挙げて解説しています。[*150] 論説では色、形式、リズム感などが論じられていますが、そうした議論が可能であるということ自体、絵本に体系的な普遍性があるということを裏づけています。

そんな視点で絵本を改めて眺めると、すっかり見慣れたイラストが新鮮に息づいてきます。

綿菓子——ふわふわと、丸く膨らんだ甘味菓子。

皆さんは綿菓子と聞いて何を思い出しますか。私は夏祭りです。あの夜、家族そろって揚々《ようよう》と出かけたまではよかったのですが、社交性に乏しい私は、祭り独特な喧噪についていけず、しだいに歯車がくるうと、沸き立つ雰囲気から孤立していきました。踊り巡る人々の笑顔が、色褪《いろあ》せた虚構に見えはじめると、もはや現世界との接点が見いだせません。1人哀しい気分に沈んでいきます。

そんなとき、ふと、父が背中越しに手渡してくれたのが、真っ白な綿菓子——。

それは夜闇に輝く耽美的な白雲でした。綿菓子を映した私の瞳から、何かが吹っ切れたように、なぜか温かい涙が溢れてきます。

私の心の絵本に描かれた、かけがえのない一幕です。

あれから40年。今や私自身が、子どもに絵本で接する親の立場になりました。ときに仕事もあり、毎日絵本を手にすることはできませんが、絵本を大切にする気持ちに変わりはありません。娘にも、お気に入りの絵本ができました。上の娘が下の娘に絵本を読み聞かせる光景も、また、かけがえのない一幕となっています。

*146 参考文献：Watson JB, Rayner R. Conditioned emotional reactions. J Exp Psychol 3:1-14, 1920. 実際に行われた実験は白色に恐怖心を植えつけるという非人道的なものです。もちろん現在では、こうした臨床試験には倫理規制が敷かれています。本書ではこの実験をもとに、実験を創作しています。

*147 参考文献：Ohgi S, Loo KK, Mizuike C. Frontal brain activation in young children during picture book reading with their mothers. Acta Paediatr, 99:225-229, 2010.

*148 参考文献：Lariviere J, Rennick JE, Parent picture-book reading to infacts in the neonatal intensive care unit as an intervention supporting parent-infant interaction and later book reading. J Dev Behav Pediatr, 32:146-152, 2011.

*149 厳密には「甘いから好き」というわけではありません。舌の味覚アンテナが遺伝的に欠損したネズミでも砂糖に嗜好性を示します。つまり、脳は甘さを欲しているのでなく、栄養価の高い食餌のシグナルである「糖分」という化学物質を本能的に欲しているのです（参考文献：de Araujo, IE, Oliveira-Maia, AJ, Sotnikova, TD, Gainetdinov, RR, Caron, MG, Nicolelis, MA, Simon, SA. Food reward in the absence of taste receptor signaling. Neuron, 57:930-941, 2008.）。

*150 参考文献：Marchini T, Dragons Can Be Beaten9 Factors that make a picture book successful. http://tracymarchini.com, Feb 14, 2011.

娘とよく読む絵本

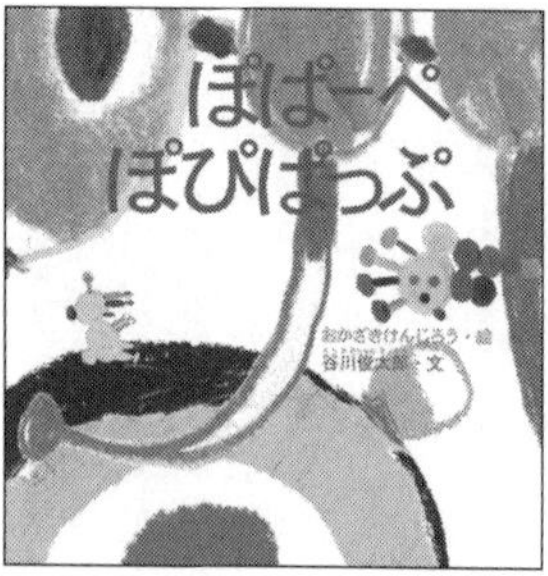

『ぽぱーぺぽぴぱっぷ』
おかざきけんじろう／絵
谷川俊太郎／文
クレヨンハウス／刊
1650円（税込）
もう300回は読みました。パ行だけで成り立った絵本は、湧き立つような音の楽しさを教えてくれます。今は娘が妹に読んで聞かせています。噛みながらですが（笑）。まだ、読むのは私のほうが上手ですね。

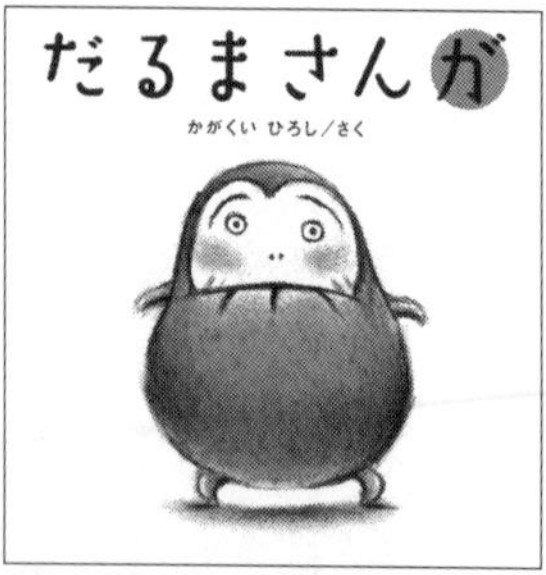

「だるまさん」シリーズ
かがくいひろし／作
＊写真は『だるまさんが』
ブロンズ新社／刊　935円（税込）
だるまさんの「ころっ」や「どてっ」を、1歳頃の娘は、仕草でよくマネをしていました。絵本の登場人物のマネをしたのは、この絵本が初めてでした。

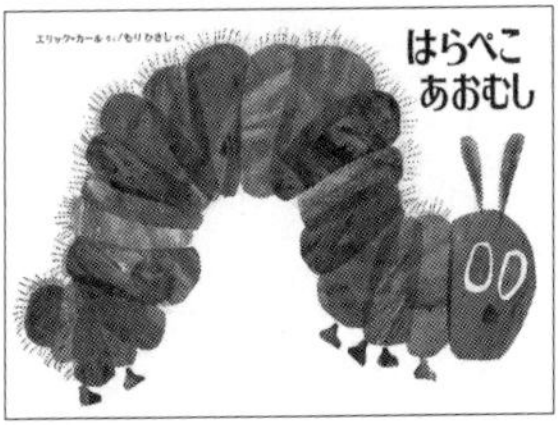

『はらぺこあおむし』

エリック・カール／作
もりひさし／訳
偕成社／刊　1320円（税込）

娘はこの絵本で曜日を覚えました。曜日を覚えると、明日と明後日の区別がつくようになります。木曜日ならあと２日で園が休みだ、なども。また「日曜日が繰り返しくる」ことから、周期性についても学ぶことができます。娘はまた、あおむしになりきって楽しんでもいます。

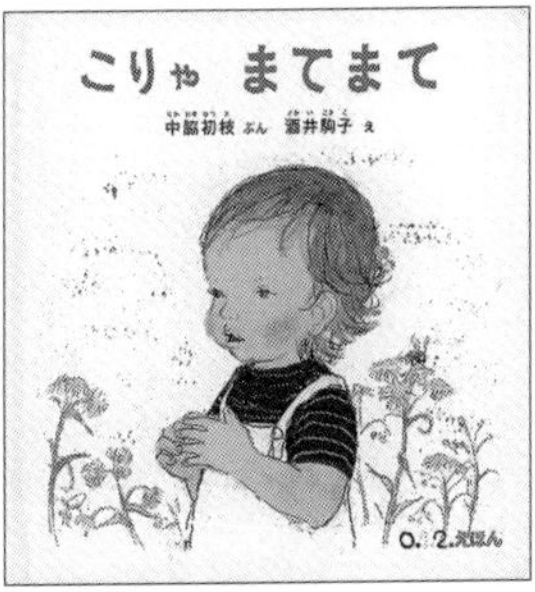

『こりゃ まてまて』

中脇初枝／文　酒井駒子／絵
福音館書店／刊　880円（税込）

「こりゃ まてまて」という語感がいい。外に出て、ハトを追いかけたりするときに、娘も「こりゃ まてまて」と言います。実生活にもストンと落ちる、身近でいて心温まる絵本です。

絵本の価格は2022年10月現在のものとなります。

おわりに――「マシュマロ・テスト」と4歳になった娘

我慢を試す「マシュマロ・テスト」

本書をここまで読んでくださった皆さまは、すでにお気づきかと思います。私が家庭教育で一貫して気を使ってきたのは、

①物事の本質や規則を見抜く「理解力」
②先を見越して準備する「対処力」
③未来の自分に投資する「忍耐力」

など、社会人にも必要な能力を、本人が自らの力で身につけるように導くことです。例えば、4歳までに「マシュマロ・テスト」に合格できるだけの力を養うことは、一つの目標でした。

マシュマロ・テストとは、マシュマロなどのお菓子を用意し、「15分我慢したら、もう1個あげるよ」と言って、子どもを1人にするというもの。[*151] 重要な点は、何もない部屋に1人残すことです。手持ち無沙汰《ぶさた》で退屈な状況で、目の前のマシュマロ

を食べずに我慢できたら合格です。

4歳の時点で合格する子は、全体の30%と言われ、その30%の合格者は、大人になっても好ましい人生を送る傾向があることが知られています。実際、合格した人を、その後何十年にもわたって追跡調査した結果、

1、ドラッグやギャンブルへの依存が少ない[*152]（短絡的な誘惑に負けない）

2、肥満が少ない[*153]（ここで食べたら後で大変なことになることを見通して我慢できる）

3、大学の選抜試験の点数が高い[*154]（遊びたい気持ちを抑えて勉学に励むことができる）

4、出世が早い[*155]（自制心の高い人は仕事もでき、人間としても信頼される）

といった特徴があることがわかっています。いずれも自分の衝動や欲望を適切に抑制する忍耐力が根底にあります。

4歳という幼児の時期に、成人後の将来をここまで予見できる試験法はほかになく、マシュマロ・テストは簡便ながらも、発達心理学の分野では、特に成功しているテストとして知られています。逆に言えば、幼少時に獲得する「自制心」がそれほど、一生にわたって利《き》いてくるということでもあります。

このテストのポイントは、「眼前の快楽」と「将来の利益」を比較し、将来の利益が大きかったときに、自制心を発揮できるか否かを測定していることです。

例えば、将来が「30秒先」だったら、今の1個を我慢して、30秒後にもらえる2個のマシュマロのほうが価値が高いと考える人が多いでしょう。しかし、その将来が「20年先」だったら、今の1個を選ぶはずです。

このように、待つ時間が長くなればなるほど、将来の価値が減っていく関数を「双曲割引」と言います。[*156] マシュマロ・テストでは「15〜20分先」という、絶妙な「将来」を設定しています。双曲割引の率が低いほど、つまり、未来の自分に投資できる人ほど、「忍耐強い」ということになります。

また、マシュマロ・テストをクリアするためには「NO――GO課題」と言われるタスクをクリアする必要もあります。NO――GO課題は状況に応じて適切に自分の行動を自制する行動課題のことで、前頭葉の活動が関与します。[*157]

例えば、子どもはボタンを押すのが好きです。そこで、最初は「赤や青のランプが点灯したときにはボタンを押してね」と言ってボタンを押してもらい、課題を覚えてもらいます。点灯しないときには押してはいけないから、この時点で「行動抑制」は成立しています。

そこで難易度を上げてみます。「赤いランプのときは押して、青いランプのときは押さないでね」とルールを変えるのです。子どもは赤が点灯したときには「赤は押す」と言いながらボタンを押すのですが、青のときは「青は押さない」と口に出しながらも、手ではつい押してしまうのです。*158「やってはいけない」ことを認知しながらも、行動を抑制することが、幼児には意外と難しい。これができるようになるのは、一般に4歳以降です。

実は、マシュマロ・テストも4歳頃から合格する子が出はじめます。

では、どうしたら目の前のマシュマロを我慢できるのでしょうか。

生まれながらに忍耐強い子もいるかもしれませんが、大多数の子にとっては、自制心を適切に働かせるために、少々テクニックが必要です。言い換えれば、我慢は学習できるのです。

マシュマロ・テストの場合は、例えば、マシュマロを「見ない」ことが有効です。目をそらすか、あるいは、机の下に隠すなど、ちょっとした工夫をするだけで、合格することができます。

本人がそうしたテクニックに、自分自身で気づくのが難しいようでしたら、親が教えてやればよいのです。「食べたくなっちゃうんだったら、見えないように隠せばいいんだよ」と――。これこそが私の考える、望ましい教育の姿です。親が子どもに教えなくてはいけないことは、学校の知識の先行詰め込みではなく、こうした知恵です。

大人でも、欲しいけれど買うかひどく迷っているものを、「もう1回だけ」とデパートに戻ったら、買いたい衝動を抑えるのはなかなか難しいものです。[*159] そんなときは、見に行かないに限ります。そうした生活の知恵は、自身の経験や、あるいは他人の経験談や、教育やメディアなどを通じて学びます。

これと同じことです。忍耐力は、その子の生まれ持った性格というよりも、周囲が、直接的であれ間接的であれ、丁寧に知恵を授けてきたかどうかが利いてきます。

理由を自分で説明できるように導く「オープン・クエスチョン」

忍耐力を支える基礎力は、現状を察して考える能力です。

私が日常的に娘に行っている「約束」と「説明」は、自分で理解して判断する力を養うためのものです。

例えば、「日焼け止めをつけたら→外に出られるよ」という約束は、「日焼け止めをなぜつけるのか」まで理解することを求めたいところです。親の言うことを疑問に思わずに素直に従うのでなく、「日焼け止めをつけないと↓日に焼けて、後でお風呂に入るときにヒリヒリするよ」という原因と結果を理解した上で、我慢ができるようになってほしいからです。だから、「遊びに行きたいなら↓日焼け止めをつけなさい」ではなく、「お風呂に入るとき困るから↓日焼け止めをつけなさい」という理由をつけて説明をするように、そしてまた娘にもそうした説明を言葉でできるように導くよう、気を遣っています。

普段からきちんと丁寧に伝えていると、子どももこちらが想定する以上のレベルでしっかりと理解し、また忍耐強く我慢できるようになります。

これはイヤイヤ期の対処にも通じるところがあります。「お気に入りの靴でないと行きたくない」と駄々をこねたとき、その靴を履《は》いて出かけたらどうなるかを説明します。「雨だから好きな靴が泥んこになるよ」「歩く場所に合わなくて足にマメができてしまうよ」などなど……。そして、「今日はこういう場所に行くから、いつものお気に入りの靴よりも、この靴のほうが理にかなっているんだ」と、面倒がらずに説明しています。それによって遅刻したこともあります。しかし、年齢が上がるごとにだんだん納得してくれる回数が増えてきました。

最初のうちは「親が説明モードに入っちゃったから聞かなきゃいけない」くらい

だったかもしれません。今は自分から「こういう理由だからダメなんでしょ」と言えるようになりました。もちろんその分、親も言ったことはしっかり守らなくてはならないことは言うまでもありません。

闇雲《やみくも》に我慢することほど、理不尽なものはありません。我慢には、それなりの理由と利点があるのだと教えるのです。そして、その理由を自分で説明できるように導くのです。

そのために、私が大切にしていることは、「オープン・クエスチョン」です。オープン・クエスチョンとは、「どうしてなの?」「今何をしたい?」「それはどういうこと?」といった質問のこと。それに答えられないときは、「はい」や「いいえ」で答えられる「クローズド・クエスチョン」に切り替えます。例えば、「どうしても動物園に行きたいの?」と質問をして、そこから選ばせます。「はい」と答えたら、「どうして行きたいの?」と、もう一度オープン・クエスチョンに戻して聞きます。

もちろん、きちんとした理由になっていないトートロジー(「行きたいから行きたい」など)や屁理屈が返ってくることも多いのですが、それでも、言葉で説明するという行為は大切です。そして、それは親のストレスも減らすことにもつながります。「どうしてイヤなのか」が少しでもわかると、親もそれなりの対応ができますし、子どもとしても頭ごなしにしかられなくて済むのです。

いざ、マシュマロ・テスト本番へ

さて、この4年間の私のささやかな努力は実を結ぶでしょうか。

4歳の誕生日の直前。娘が「いよいよ4歳のお姉さんになる」ことを自覚しはじめたある日、ついにマシュマロ・テストを行ってみることにしました。果たして、娘は好きな食べものを15分間、食べずに我慢することができるでしょうか。

娘はマシュマロは好きではありません。そこで思いきって、一番好きなおやつを用意することにしました。ミカンゼリーです。

その日も普段通り、娘とカードゲームで遊んでいた私は、ふと、声をかけてみました。「今日ね、ミカンゼリーを買ってきたんだ。食べたい？」。娘が目を輝かせました。「うん！　やったあ！」。

マシュマロ・テストのルールについて娘に説明したのは、その日が初めてです。娘と別室に行き、2つの器にゼリーを半分ずつ取り分けました。それぞれにスプーンを添えて、スタンバイ。

2つの器のうち、一方だけを手渡しながら、「15分間食べないで我慢できるかな。

もし我慢できたら、もう1つの器のゼリーも、全部食べられるからね」。そう言い聞かせて、私は席を離れました。娘は部屋に1人残されます。部屋には玩具や文具などは一切ありません。さて、孤独な15分間を耐えられるでしょうか。ちなみに娘は「15ふんかん」という言葉をオウム返ししていましたが、15分間がどういった時間を指すかは知らないはずです。まだ時計を読むことができませんから。

私は、気配を消すために、離れた居間でじっと待つことにしました。

15分間という時間は、何もせずに待つには、大人にとっても存外に長いものです。期待と不安の面持ちで過ごしたからでしょうか。私には1分1分が非日常的にゆっくりと感じられました。そして、ようやく15分間が経過しました。おそるおそる、娘のいる部屋に戻ります。

すると、机の上には、手のつけられていないミカンゼリーがありました。

「あれ？　食べなかったの？」。平静を装って話しかけます。

「うん、がまんしてた」

「どうして？」

「ゼリーをたくさんたべたいから」

「どうやって我慢したの」

「見てたら食べちゃいそうになったから、別の楽しいことを考えてたんだよ」と笑顔。

お父さん、ホロリ……。

理解力、対処力、忍耐力——。娘は想像していたよりも、はるかにたくましく成長していたようです。

そして迎えた4歳の誕生日。それは娘にとって特別な日になりました。

3歳までは「誕生日」という単語を知っていても、それが何を意味しているのかは、わからない様子でした。ですから、ある日突然に「誕生日という日」がやってきて、なぜか周囲が祝ってくれる。と同時に、今日からは「何歳?」と訊かれたら、2歳ではなく、3歳と答えるよう機械的に変更する。誕生日とは言っても、そんな程度の認識でしかありません。いわば、受動的な誕生日です。

ところが4歳の誕生日は、全く様子が異なりました。数ヶ月も前から「もうすぐ自分が4歳になること」を自覚していました。だから、一日一日と誕生日が近づくにつれて、4歳のお姉さんらしく振る舞うことを、ますます意識していくようになりました。心の内面に「4歳なら、このくらいはできるもの」という理想像を作り、その規範に従って行動していくのです。

自分の振る舞いに対する自己監視が厳しくなる一方で、友だちや両親には気遣いを見せることも増えていきます。3つ年下の妹には相変わらずやきもちの気持ちはあるけれど、それを表面には出さず、ことさら優しく接するようになりました。

毎日「あと○日だね」と自分でカウントダウンしながら、いよいよ迎えた、待ちに待った4歳の誕生日。それは娘が生まれて初めて積極的に迎えた、真の意味での「誕生日」でした。

――娘へ。

4歳おめでとう。この4年間、お父さんは君の成長を通じて、たくさんのことを勉強させてもらった。ありがとう。これからも君は、100回ほどの誕生日を迎えるだろうが、何歳になっても学びの心を忘れないでほしい。君には輝く未来が待っているはずだから。そうそう、もちろんお父さんも君に負けないよう、まだまだ成長するつもりだ。これからもよろしく。

父より

こぼれ話

マシュマロ・テストの翌日、娘は私にせがみます。
「昨日のミカンゼリーのゲーム、今日もやりたい！」
もしかしたら、自分が試されていたことに気づいてなかったのかな。

*151 参考文献：Mischel, W. The marshmallow test: understanding self-control and how to master it. Random House, 2014.

*152 参考文献：Casey BJ, Somerville LH, Gotlib IH, Ayduk O, Franklin NT, Askren MK, Jonides J, Berman MG, Wilson NL, Teslovich T, Glover G, Zayas V, Mischel W, Shoda Y. Behavioral and neural correlates of delay of gratification 40years later. Proc Natl Acad Sci U S A, 108:14998-15003, 2011.

*153 参考文献：Schlam TR, Wilson NL, Shoda Y, Mischel W, Ayduk O. Preschoolers' delay of gratification predicts their body mass 30years later. J Pediatr, 162:90-93, 2013.

*154 参考文献：Mischel W, Shoda Y, Peake PK. The nature of adolescent competencies predicted by preschool delay of gratification. J Pers Soc Psychol, 54:687-696, 1988.

*155 参考文献：Mischel W, Shoda, Y, Rodriguez MI. Delay of gratification in children. Science, 244:933-938, 1989.

*156 参考文献：Laibson D. Golden eggs and hyperbolic discounting. Quart J Eco 112:443-478, 1997.

*157 参考文献：Casey BJ, Trainor RJ, Orendi JL, Schubert AB, Nystrom LE, Giedd JN, Forman SD. A developmental functional MRI study of prefrontal activation during performance of a go-no-go task. J Cog Neurosci, 9:835-847, 1997.

*158 参考文献：Luria AR. The directive function of speech in development and dissolution. Part I. Development of the directive function of speech in early childhood. Word, 15:341-352, 1959.

*159 参考文献：Loewenstein G. Hot-cold empathy gaps and medical decision making. Health Psychol 24:S49-S56, 2005.

文庫版のための追記

育児初体験の4年間を、親として、そして脳研究者として綴《つづ》った本書。これを出版して5年が経ちました。娘が9歳となった今、改めて丁寧に読み直し、加筆修正した新原稿が、このたび再出版されることになりました。

この5年間、読者から多くの声をいただきました。私にとっては些細《ささい》だったことでも、脳研究の視点を交えた育児体験談は珍しかったようで、望外の感想に喜んでいます。

「イクメンだね」という感想も何通かありました。ご指摘の通り、子育てを心の底から楽しんでいます。これは5年経った今でも変わりません。しかし、本当にイクメンかと訊《き》かれれば、必ずしも自信がありません。もしかしたら背伸びして、よいことばかり書きすぎてしまったのかもしれません。

一つ思うことがあります。「イクメン」という言葉が、この世に存在することは、まだまだ時代が熟成していないという、いわば残念なことでもあると。近い将来、女性と男性は同じくらい育児に参加することが、今よりももっと当然になるはずです。そうなればイクメンは死語です。イクメンは育児スタイルの過渡期にのみ必要とされる教唆煽動《きょうさせんどう》の用語です。「昔はね、イクメンなんて単語があったんだよ」と子どもや孫たちに話せば、「へえ！」とびっくりされる――。早くそんな時代になればよいなと思っています。

父親となったとき、私は42才と7ヶ月でした。厚生労働省が発表している人口動態統計によると、第1子出生時の平均年齢は、母親が約31才、父親が約33才ですから、遅い部類に入ります。

だからでしょう。同年代の友人たちが、つぎつぎと親になっていくのを何年も眺めてきました。そして、親になった皆さんが、口を揃えていう言葉があることに気づくのです。

――うちの子が一番かわいい！

あらら。皆さんほぼ例外なく親バカになってゆきます。子どもを授かったとたん、すっかり性格の変わってしまう友人たちを、心の底から祝福し、微笑ましく思うと同時に、実は、どこか冷静に眺める別の私がいたことを、正直に告白します。密やかに「堂々とわが子にぞっこんで全くもって恥ずかしげもない」と遠い視点から眺めていたのです。

でも、この秘めた内心は、今や、はっきりとした確信に変わっています。「うちの子が一番かわいい」と言い切っている皆さんって、やっぱり、どこか間違っているのです。私自身が子どもを持った今だからこそ、明確に断言できます。「君の子じゃない。うちの子こそが一番かわいいよ！」と。

子育ては客観性を失わせます。子どもへの愛情は、脳のメカニズムとして見れば、恋愛に似ていると、この本に書きました。愛情の対象は「アバタもエクボ」というように、すべてを自分に都合よく解釈し、「目に入れても痛くない」というゾッコン状態に陥ります。

無条件に溺愛するだけなら、まだ弊害は少ないのですが、恋愛が「相手を束縛したい」という裏の感情と切り離せないように、子どもへの愛情もまた、我が子どもを「思い通りに育てたい」「聞き分けのよい子にさせたい」という願望が随伴します。この制御欲求は、ときに空回り子育ての火種になるかもしれません。

ショックを受ける方がいるかもしれないと本書では明言を避けていましたが、余計な誤解を避けるために、この際、はっきりと書きましょう。実のところ、子どもは親の言うことを聞くようにできていません。

ついでに、もっと衝撃的なことを言ってしまうと、親のほうもまた、そもそも子育てするようにデザインされていません。

この考えには納得できない方も多いと思います。「子育てのヒントを知りたい」と期待してこの本を手にした読者の中には、「子育ては親のタスクではないとは何ごとか！」と不快に感じたかもしれません。

現に、民法877条には「直系血族及び兄弟姉妹は、互いに扶養をする義務がある」と明記されています。簡単に言えば、親には子どもを育てる義務があります。この決まりを守らないと、原則として不法行為となります。つまり私の発言は、法律に真っ向から対立していることになります。

しかし私に言わせれば、この常識こそが、子育てを難題と化す根源です。

冷静に考えてください。人類にとって本来の親子の関係は、どんな様子だったでしょうか。現代の社会を眺めていても答えは出ません。今の私たちの生活は、哺乳類としての「ヒト」の自然な姿とは異なるからです。

人類が今のような定住をしているのは、せいぜいここ1万年ほどでしょう。これがいかに「つい最近」のイベントであるかは、初期人類の誕生から現在までの数百万年にわたる長い人類史を、一年の365日に短縮して換算すればすぐに理解できます。定住を始めたのは、なんと大晦日《おおみそか》のことです。1月1日から12月30日という、人類史の99％を超える長い月日、人類は動物狩りや植物摘みをしながら生活する狩猟採集民でした。

脳は定住生活をするために進化してきたのではありません。脳機能の多くは、狩猟採集生活に適合するようにプログラムされています。一年の最後の大晦日に定住を始めたからといって、新しい生活スタイルにすぐに順応できるはずもありません。このしわ寄せは、現代型の子育てにおいて、人間の心に軋《きし》みを生じさせます。

改めて考えましょう。狩猟採集の時代、誰が子育てをしていたでしょうか。想像力を働かせてください。決して父親ではありません。父親は狩りに出かけていたでしょうし、そもそも当時は父親が誰かわからなかったとも言われています。

では、母親はどうだったでしょうか。哺乳類というくらいですから、おっぱいをやるのは母親の役目だったでしょう。なにせ人工乳のなかった時代です。母乳にありつけなかった赤児には悲劇が待っています。

とはいえ、授乳できるのは約一年。授乳期間を終えたら、当時の女性は、たいてい新たな子を身ごもっていました。あの時代は、今よりも多産です。お母さんは妊娠をしているか、授乳しているかのほぼ二択です。この2つの状態を交互に繰り返しながら、30歳すぎに天命を全うする。これが当時の女性の典型的な一生です。

こんなに目まぐるしい人生では、いくらなんでも子どもの面倒を丁寧に見る時間はありません。では、誰が子育てを担当していたのでしょうか。一つの可能性は老婆です。当時でも、ときに閉経を過ぎて長生きする女性がいました。そうした長寿の女性が、長年の知恵や経験を活かしつつ育児に当たっていた可能性は十分にあるでしょう。実際、我が子よりも孫のほうがかわいいと感じる祖母や祖父は、現代でも少なくないようです。もしかしたら当時の名残り（？）かもしれません。

しかし、これでは十分な説明になっていません。当時の社会の年齢構成と平均寿命とを考えれば、膨大な数の幼児や児童の世話を、少数のおばあちゃんが担当するのは、明らかに人手不足です。

では、誰が子どもの面倒を見ていたのでしょう。もうわかりましたね。答えは、兄姉や近隣の子どもたちです。子どもならば当時の社会にはたくさんいます。人手には困りません。

子どもは、子どもに世話をされて成長しました。だから、子どもは子どもの言うことはよく聞きます。大人の言うことではありません。

この図式は、「子どもを育てるのは親の責任」という常識を疑ったことのない方とっては、あまりに異端で、すぐには同意しがたいものでしょう。

家族で海外に引っ越すケースを考えてください。たとえば、親の赴任先がアメリカならば、おそらく子どもたちは、瞬《また》く間に英語が上達することでしょう。とりわけ小学校低学年以下ならば、いずれ、日本語よりも英語を流暢《りゅうちょう》に話すようになるはずです。たとえ学校にいる時間より、家族と過ごす時間のほうが長かったとしても、子どもは現地の友だちとコミュニケーションするための言語を選んでいきます。

この事実はとりもなおさず、子どもは友人との会話を大切にしていることを意味します。親との会話に必須な日本語が次第に不自由になっていくということは、「子は親との会話を重視していない」ことの証拠です。

子どもは親の言うことを聞くようにプログラムされていない。
親もまた子育てするようにデザインされていない。
だから「親は育児をする存在だ」と淡い期待を抱くことは、
子どもにとっても、親にとっても、不幸なことである。

この認めがたい事実を、勇気をもって認めるとしたら、さて、私たち親は、一体、我が子に何をしてやれるのでしょうか。

一つだけはっきりと言えることがあります。よい環境を与えることです。よい刺激になる友だちがいる環境です。それは幼稚園かもしれないし、保育園かもしれないし、児童館かもしれませんし、近隣生活かもしれません。小学校、中学校、高等学校でも同じことです。

私自身についても、今になって過去を思い返せば、人生を決定づけてくれたのは、親ではなく、友人でした。親に感謝していないという意味ではありません。感謝しているのは、友人に対してよりも、明らかに両親に対してです。にもかかわらず、進路や人生の価値観について直接的な影響が強かったのは、友人です。要所で、友人たちの言動が、ジワジワと、ときにズシンと、効くのです。

イギリスのことわざに「馬を水辺に連れて行くことはできても、水を飲ませることはできない」とあります。馬が水を飲むかどうかは馬次第です。親が気を揉《も》んだり、強制したりしても、限界があります。だから、親にできる仕事と、できない仕事を、切り分けることが大切です。できない範囲については、割り切って、静観する勇気が求められます。

これは、別の観点からも、重要な意味を持ちます。虐待や育児放棄を受けた子どもたちです。痛ましいニュースを聞くと、私はいつも涙が止まりません。そして、怒りで内臓が煮えたぎる思いになります。

とはいえ、一方的に「とんでもない親だ」「人間として許せない」と加害者を責めるのは、必ずしも正しい態度とは言い切れません。なぜなら、一定の割合で、子どもに愛情を注ぐことができない親がいるからです。一部は遺伝的要因です。

たとえば、本文にも出てくるオキシトシン。これがうまく働かない方がいます。そうした方の脳では、私たちが当然のように感じる「自分の子が一番かわいい」という感情スイッチが作動しません。この場合、親を責めることは、足の不自由な身体障害者に「歩けないなんて人間としてどうかしている」と非難することと同じ理不尽さを持つことになります。虐待する親もまた被害者である可能性があるのです。胸が痛みます。

こうした場合は、子どもを親から引き離すことが、一つの方法です。幸いにして、子どもにとっては、親よりも、友人からの影響のほうが大きいものです。ひどく傷ついた心は、もしかしたら、一生癒《い》えないかもしれませんが、でも、できるだけ早くよい環境に移り、よい友だちに巡り会えば、過去が上塗りされて、人生が転換される可能性があります。そこに私は希望を見出《みいだ》しています。

私は娘にとって親です。いや、親にすぎないと言うべきでしょうか。残念ながら、娘の友だちとはちがって、私の影響力には限界があります。

だからこそ、私の子育て法には、これを逆手にとった、ちょっとした秘訣がありま す。この本を読んだ方はおわかりいただけるでしょう。それは「子ども目線になる」ことです。友だちとして接するのです。そして仲間に入れてもらうのです。すると娘は今まで以上に、素直に心を開いてくれます。言うことにも耳を貸してくれます。娘を「どうして言うことを聞けないの！」と大人目線で叱《しか》ることも、ぐっと減ります。

正直にいえば、常に幼児のように振る舞うことは、ときにしんどいこともあります。そんなときには、別の作戦も有効です。私には2人の娘がいます。これです。私が直接干渉せずに、もう一方の娘に託して、遊んでもらったり説得してもらったり、悩みを聞いてもらったりするのです。たったこれだけのことで、私が介入するより、たいていはうまくいきます。

この本は、明にも暗にも、脳研究者である私なりの経験則がちりばめられていま す。秘訣というほど大げさなことではありませんが、脳の生理に基づいて考え着い た、私なりの方法の一つです。

ただし注意してください。本書はあくまでも子育ての一例にすぎません。子ども や家庭間の比較を刺激するために、本書を用いてはいけません。私の経験に、正に も負にも何らかのヒントが含まれていればと願って、この本を書いたのです。

脳研究者の視点が役に立つのであれば嬉《うれ》しい――。日常のつい見逃しそうな当た り前の中に新鮮な驚きを見出して、子育てをもっともっと楽しんでいただければ、 なおのこと嬉しい――。これが私の素直な願いです。子どもは思うように育ちませ んが、思いもしない育ちかたをしてくれるものです。

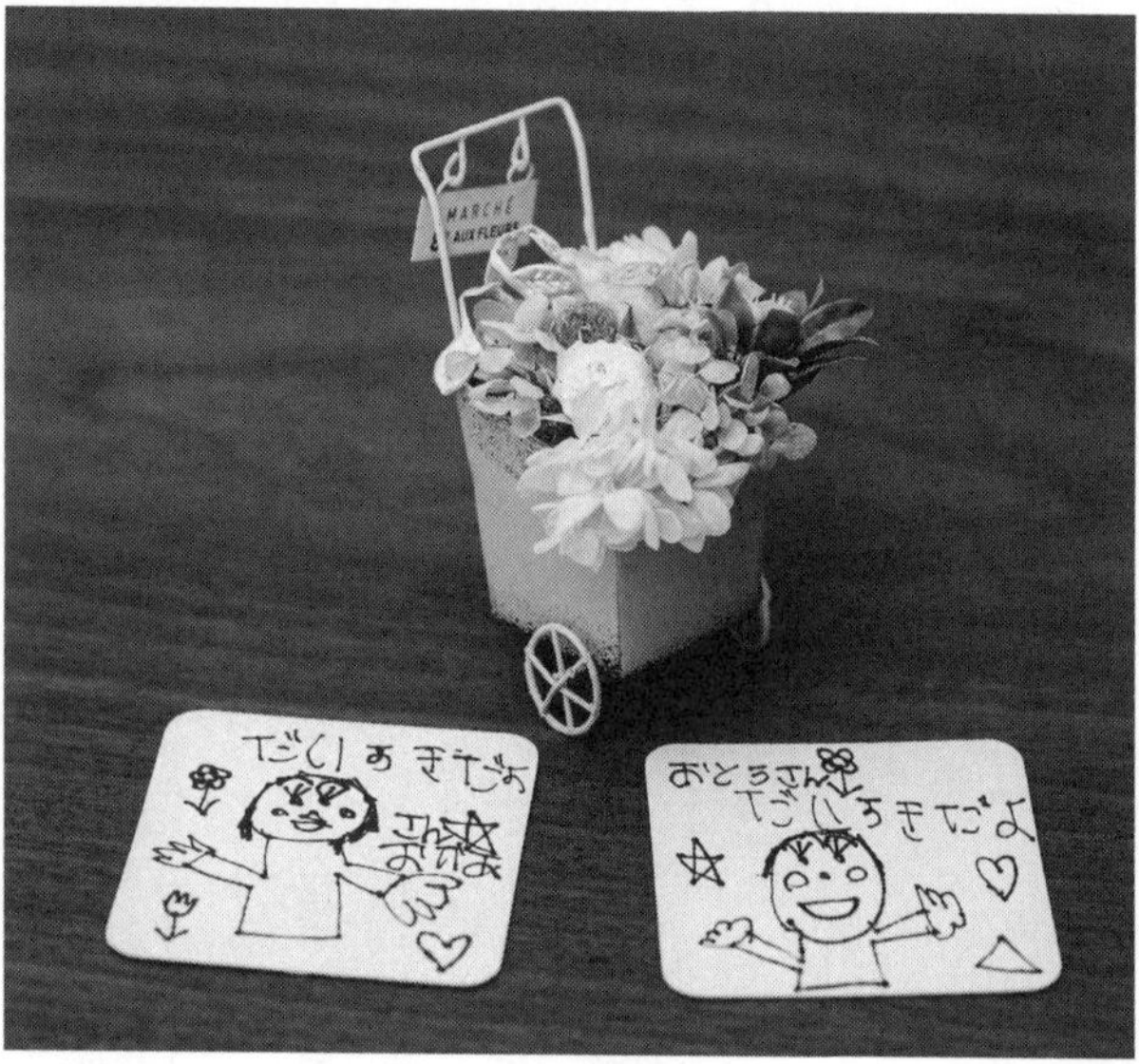

4歳1ヶ月に描いた手紙

本書は、二〇一七年八月にクレヨンハウスから刊行された『パパは脳研究者　子どもを育てる脳科学』を二〇二〇年七月に新書化したものに加筆修正し、改題して文庫化したものです。

ブックデザイン　ヤマシタツトム

池谷裕二（いけがや ゆうじ）

1970年　静岡県藤枝市生まれ。薬学博士。

東京大学薬学部教授。

2002～2005年にコロンビア大学（米ニューヨーク）に留学をはさみ、2014年より現職。

専門分野は神経生理学で、脳の健康について探究している 。また、2018年よりERATO脳AI融合プロジェクトの代表を務め、AIチップの脳移植によって新たな知能の開拓を目指している。文部科学大臣表彰 若手科学者賞（2008年）、日本学術振興会賞（2013年）、日本学士院学術奨励賞（2013年）などを受賞。

また、老若男女を問わず、これまで脳に関心のなかった一般の人に向けてわかりやすく解説し、脳の最先端の知見を社会に有意義に還元することにも尽力している。

主な著書は、『海馬』（糸井重里氏との共著／朝日出版社／新潮文庫）、『進化しすぎた脳』（朝日出版社／講談社ブルーバックス）、『脳はなにかと言い訳する』（祥伝社／新潮文庫）、『単純な脳、複雑な「私」』（朝日出版社）、『脳には妙なクセがある』（扶桑社新書／新潮文庫）、『メンタルローテーション』『寝る脳は風邪をひかない』（扶桑社）など。

脳研究者
育つ娘の脳に驚く
発行日　2022年11月10日　初版第1刷発行

著　　者　池谷裕二

発 行 者　小池英彦
発 行 所　株式会社 扶桑社
〒105-8070　東京都港区芝浦1-1-1　浜松町ビルディング
電話　(03) 6368-8870(編集)
(03) 6368-8891(郵便室)
www.fusosha.co.jp

DTP制作　株式会社 Office SASAI
印刷・製本　中央精版印刷 株式会社

定価はカバーに表示してあります。

造本には十分注意しておりますが、落丁・乱丁(本のページの抜け落ちや順序の間違い)の場合は、小社郵便室宛にお送りください。送料は小社負担でお取替えいたします(古書店で購入したものについては、お取替えできません)。

ISBN 978-4-594-09333-4　Printed in Japan